指导单位：国家中医药管理局中医药标准化工作办公室

组织审定：中华中医药学会临床急危重症常用中成药调剂技术规范项目组

临床急危重症
常用中成药调剂实用手册

翟华强　朱晓慧　韩永龙　主　编

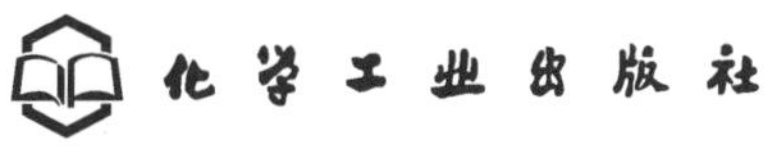

·北京·

内容简介

急危重症自古以来就是威胁人类生命健康的严重问题，各代医家对急危重症的治疗方法与处理手段的探索促进了中医急诊学的形成和发展。本书从临床急危重症的基础知识入手，逐步介绍了临床急危重症常用中成药的调剂技术规范，包括注射剂、外用膏剂、胶囊剂、颗粒剂、口服液、片剂、气雾剂、散剂、丸剂共9种剂型，每种剂型又选取2~3个代表药物进行详细介绍。重点阐述了采购验收技术、库存管理技术、处方审核技术、处方调配技术、处方复核技术、发药与用药交代技术、用药监测技术、处方点评技术、药物警戒技术共9项调剂技术，内容全面，对急危重症中成药的理论研究与临床应用均具有一定的指导意义。

图书在版编目（CIP）数据

临床急危重症常用中成药调剂实用手册/翟华强，朱晓慧，韩永龙主编.—北京：化学工业出版社，2023.11

ISBN 978-7-122-44529-2

Ⅰ.①临… Ⅱ.①翟…②朱…③韩… Ⅲ.①急性病—中药制剂学②险症—中药制剂学 Ⅳ.①R278

中国国家版本馆CIP数据核字（2023）第215832号

责任编辑：王　雪　李　娜　　　装帧设计：李可鑫　锋尚设计
责任校对：杜杏然

出版发行：化学工业出版社
（北京市东城区青年湖南街13号　邮政编码100011）
印　　装：北京盛通印刷股份有限公司
710mm×1000mm　1/16　印张7½　字数200千字
2023年11月北京第1版第1次印刷

购书咨询：010-64518888　　　售后服务：010-64518899
网　　址：http://www.cip.com.cn
凡购买本书，如有缺损质量问题，本社销售中心负责调换。

定　　价：88.00元

编写人员名单

主　审　王永炎　金世元

主　编　翟华强　朱晓慧　韩永龙

副主编　杨毅恒　吴剑坤　李培红　许保海　林晓兰　赵学龙
黄正德　刘　莉　王红丽　李　耿　李　丹　陈红梅
章卫平　刘春宇　刘国秀　朱元珅　温　剑　谢宇端

编　委（以姓氏笔画为序）

于　静（新疆医科大学）
马思远（中华中医药学会）
王　华（长春市中医院）
王红丽（甘肃省中医院）
王学森（北京中医药大学）
王彦青（首都医科大学附属北京儿童医院）
王晓萍（陕西省中医医院）
王梦昕（北京中医药大学）
王嘉麟（北京中医药大学东方医院）
孔祥文（北京中医药大学第三附属医院）
朱　江（上海市浦东新区光明中医医院）
朱元珅（清华大学第一附属医院）
朱晓慧（南京中医药大学附属南京中医院）
刘　力（上海中医药大学附属曙光医院）
刘　芳（天津中医药大学第一附属医院）
刘　莉（成都中医药大学附属医院）
刘国秀（北京中医药大学）
刘春宇（北京市朝阳区孙河社区卫生服务中心）
安俊丽（首都医科大学附属北京儿童医院）
许保海（北京积水潭医院）
孙文燕（北京中医药大学）
孙洪胜（山东中医药大学附属医院）

孙茜茜（北京中医药大学）
李　飞（中国药科大学）
李　丹（武汉大学人民医院）
李　耿（中国中医科学院中药研究所）
李立华（安徽中医药大学第一附属医院）
李丝雨（北京中医药大学）
李拥军（东南大学附属中大医院）
李易轩（北京中医药大学）
李培红（中国中医科学院西苑医院）
李焕芹（首都医科大学附属北京中医医院）
李斐玉（北京中医药大学）
杨　姣（上海交通大学医学院附属第六人民医院）
杨凡林（北京中医药大学）
杨宛君（北京中医药大学）
杨响光（中国中医科学院广安门医院）
杨浣菲（北京中医药大学）
杨毅恒（北京大学第三医院）
吴剑坤（首都医科大学附属北京中医医院）
汪小惠（广东省中医院）
张　囡（北京中医药大学）
张　颖（中国中医科学院眼科医院）
张　鑫（南方医科大学中西医结合医院）
张景洲（长春中医药大学附属医院）
张碧华（北京医院）
陈红梅（杭州市中医院）
陈君君（上海交通大学医学院附属第六人民医院）
陈树和（湖北省中医院）
武晓红（山西中医药大学附属医院）
林晓兰（首都医科大学宣武医院）
尚　静（北京中医药大学）
郑敏霞（浙江中医药大学附属第一医院）
封宇飞（北京大学人民医院）
赵学龙（南京中医药大学附属南京中医院）
赵思进（北京中医药大学）
钟长鸣（北京中医药大学）

俞辰倩（北京中医药大学）
夏　勤（南京中医药大学附属南京中医院）
原文鹏（南方科技大学第一附属医院）
徐兆宁（北京中医药大学）
郭　华（南京中医药大学附属南京中医院）
郭兆娟（北京中医药大学）
郭梦蕊（北京中医药大学）
谈瑄忠（南京中医药大学附属南京中医院）
陶丝雨（中国中医科学院西苑医院）
黄正德（湖北省中医院）
曹亮亮（南京中医药大学附属南京中医院）
崔一然（首都医科大学附属北京中医医院）
章卫平（湖北省黄石市中心医院）
蒋　爱（南京中医药大学附属南京中医院）
韩永龙（上海交通大学医学院附属第六人民医院）
覃　军（广州省中医院）
曾凤萍（北京中医药大学）
曾蔚欣（首都医科大学附属北京世纪坛医院）
温　剑（北京大学第三医院）
谢东浩（上海市光华中西医结合医院）
谢宇端（中国中医科学院望京医院）
翟华强（北京中医药大学）

前言

急危重症是严重威胁人类健康的病症。随着社会的进步，对生命的尊重以及各学科的发展，以保障患者生命安全为中心的急危重症建设成为各医疗机构的核心工作重点。急诊医学综合学科的日益成熟，使急危重症的救治逐渐走向体系化。面对现阶段全球突发公共卫生事件频发的严峻现状，针对急危重症的理论研究与临床指导具有重大的现实意义。

中医学在数千年的发展过程中逐渐形成了自己独具特色的急诊处理方式，我国各代医家对急危重症治疗方法与处理手段的探索促进了中医急诊学的形成和发展。如医圣张仲景的《伤寒杂病论》，不仅提出了著名的六经辨证，而且对疑难危重症也有着精辟的认识。自20世纪80年代起，中医急诊医学日渐兴盛。经过近年来中医药工作者的不懈努力，中医急诊医学取得了进一步发展，在一定程度上更改了“中医不能治疗急症”的社会观念。从中医学体系发生发展的整个过程来看，中医学重视急危重症的治疗，历代名医都不是四平八稳的“慢郎中”，而是治疗急危重症的高手，诸多中医学理论的突破大都是以急症治疗作为突破口，这与中医急诊治疗水平的进步密切相关。继承和发展急危重症中成药调剂工作具有鲜明的时代特征与科学意义。开展急危重症中成药调剂工作要求掌握急危重症及中医药学的基础理论知识，熟悉急危重症中成药的关键操作技术，了解急危重症中成药术语，明确中成药从业人员的道德规范与工作职责。开展急危重症中成药调剂研究，有益于为各级医疗机构的药师规范审核急危重症科室医师的中成药处方、调配中成药以及保障临床用药安全提供可靠的证据依据。

中医临床药学服务在近年来已有较为快速的发展，中医原创思维及中药资源宝库与国际先进科技融合创新，是我国中医药守正创新事业进步的必然要求。本书承蒙中央文史馆馆员、中国工程院院士、中国中医科学院名誉院长王永炎老师，及我国中药学学科创始人之一、国医大师金世元老师主审。编写过程中得到了各参编单位领导的高度重视和支持，编委会由全国30余所中医、西医院校和研究机构长期从事临床药学专业医、教、研一线工作经验丰富的专家组成。编写团队依托北京中医药大学中药调剂标准化研究中心，在中药调剂的传承与创新、中药临床合理用药标准化等一系列围绕临床药学展开的标准研究中取得了一定的进展，得到了国家重点研发计划项目（2019YFC1712002）、国家自然科学基金项目（82374055）、中华中医药学会团体标准（T/CACM 1378.1–1378.10–2022）立项资助。诸多学者参与了编写、校对、整理工作，谨此一并致谢！古人云："校书如扫落叶，旋扫旋生。"我们虽勉力而为，但乖漏难免，抛砖引玉、祈方家教正。

《临床急危重症常用中成药调剂实用手册》编者

2023年5月

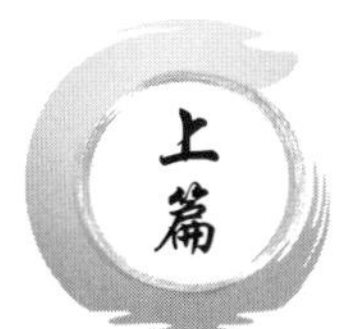

理论基础篇

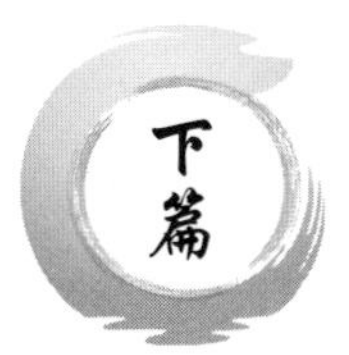

临床实践篇

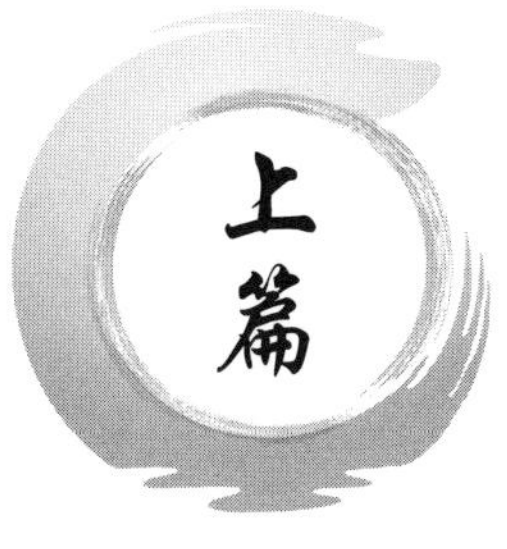

理论基础篇

第一章 急危重症基础知识

急危重症自古以来就是威胁人类生命安全的严重问题，我国中医药学家与现代医学界对这一课题的思考从未停止。我国各代医家对急危重症治疗方法与处理手段的探索促进了中医急诊学的形成和发展。对于现代医学而言，随着急诊医学综合学科的形成，使急危重症的救治逐渐走向体系化。面对全球突发公共卫生事件频发的严峻现状，针对急危重症的理论研究与临床指导具有重大的现实意义。

第一节 急危重症的现代医学认识

现代医学对于急诊医学的认识最早可追溯到19世纪的南丁格尔时代。根据现代国际急诊医学的多元化体系和前沿特点界定，目前国际急诊医学的基本体系主要包括急救医学（aid medicine，AM）、复苏学（resuscitology）、急诊医疗体系（emergency medical service system，EMSS）、灾害医学（disaster medicine，DM）、危重病医学（critical care medicine，CCM）、现代急诊医学（modern emergency medicine，MEM）、现代临床急救治疗学（modern critical emergency measure therapeutics，MCEMT）、网络急诊医学（internet emergency medicine，IEM）等。急诊医学的状况，往往标志者一个国家、一个地区、一个医院的医疗救治和预防水平。1979年国际上正式承认急诊医学为独立的医学学科，成为医学领域的第23门专业学科，我国于1983年正式承认急诊医学为独立的二级学科。

一、相关概念

1. 急诊医学（emergency medicine，EM）

涉及的范围很广，是一门新兴的综合性临床学科，主要包括急救医学、危重病医学、复苏学、灾害医学和急诊医疗体系管理学等，包括因灾害、意外事故所致的创伤、中毒以及突发的各种急症。因患者的生命安全面临威胁，故要求医疗体系的各环节能做出迅速有效的反应，采取积极有效的救治措施。急诊医学的学科覆盖面广，几乎涉及所有的临床学科，其主要工作是院前急救及院内诊疗。急诊医疗急救体系包括急救站、急救中心、医院急诊科、重症监护病房（ICU）、急诊手术室、专科病房。

2. 危重病医学（critical care medicine，CCM）

是一门研究危重急症发生、发展规律及其诊治的学科，其治疗手段既突出紧急性，又以有创干预等高级治疗手段为主。危重病医学具有多学科交叉渗透的特点。狭义的危重病医学所服务的对象主要是急性危重病患者，包括因各种疾病或创伤引起的机体内环境严重失衡，单或多个器官、系统功能障碍或衰竭；广义的危重病医学则包括一切随时可能危及生命的疾病或综合征。

二、病症与诊疗

（一）主要病症

1. 危重病症

（1）心跳呼吸骤停：及时、正确和有效的现场心肺复苏，是复苏成功的关键。要提高进一步的生命支持和后续的治疗水平。

（2）各种类型休克：许多休克患者首先接受急诊室医护人员的诊断和处理。早期诊断和恰当处理休克，是降低其死亡率的关键。

（3）高热、超高热。

（4）多发创伤：如能在发生创伤后及早得到有效的处理，就可能防止发生休克、感染或严重的并发症。

（5）心血管系统急症：急性心律失常、急性心绞痛、急性心肌梗死、急性心功能不全、高血压危象等。

（6）呼吸系统急症：大咯血、哮喘持续状态、急性呼吸窘迫综合征、急性自发性气胸、肺性脑病等。

（7）消化系统急症：消化道大出血（溃疡病、食管下端曲张静脉破裂等）、急性腹病、肝昏迷等。

（8）神经系统急症：脑血管意外、癫痫持续状态、急性脑膜炎、颅内高压综合征等。

（9）泌尿系统急症：急性肾功能衰竭、急性肾盂肾炎、尿闭、血尿等。

（10）血液系统：急性全身性出血性疾病、急性溶血性贫血等。

（11）多系统器官衰竭：涉及多个学科，是危重病医学的重点研究课题。

（12）各种中毒：CO中毒、有机磷中毒、安眠药中毒、其他化学药物中毒等。

（13）意外事故：创伤、电击、溺水、自缢等。

（14）其他各专科的危重急症：难产、宫外孕、阴道大出血、急性喉梗阻等。

2. 一般急诊

急诊室平时接待的患者中，超过95%的病例并非属于危重病症，但若诊断处理不当，也可转变为危重病症，如感染性发热、心绞痛、呕吐、腹泻、哮喘、鼻出血等，故对一般急诊患者均应认真诊治。

（二）监护与诊疗技术

急诊病人大都具有起病急、病情重、变化快和病因复杂多样等特点，这就要求医护人员在接诊病人后能用最短的时间、最简练的方法做出初步诊断，并及时按轻、重、缓、急的不同层次给予急救治疗。因此，相关的监护、诊疗技术在现代急救中发挥着重要的作用（如表1所示）。

表1　现代急诊医学中常开展的监护、诊疗技术

监护技术	诊疗技术
（1）体温、呼吸、无创血压、心电	（1）面罩氧疗术
（2）呼吸末$PaCO_2$、呼吸力学	（2）气管插管术、气管切开术
（3）血流动力学和氧动力学	（3）机械通气技术
（4）氧饱和度	（4）深静脉置管术
（5）有创动脉压	（5）胸外心脏按压术
（6）血气、生化	（6）电复律除颤术
（7）系统与分级监护	（7）胃肠内、外营养技术
（8）胃肠黏膜pH值	（8）低温技术
（9）颅内压、脑电	（9）床旁血液净化术
（10）微循环检测	（10）支气管肺泡灌洗术
	（11）心脏临时/永久起搏术
	（12）胸、腹腔闭式引流术
	（13）开胸心脏挤压术

第二节　急危重症的中医学认识

一、中医急诊学的相关概念

中医急诊学（science of emergency of traditional Chinese medicine）是在中医药理论指导下研究急危重症的病因病机、发病与发展变化、诊断与鉴别诊断、辨证救治，以及预后和预防规律的一门临床学科，是中医临床医学的重要组成部分，是一门跨学科、跨专业的新兴学科。中医急诊学所涉及的范围极其广泛，凡临床上发病急、危及生命的病症均属于其研究的范围，包括临床各科处于急危重阶段的疾病、急性中毒、各种危重病综合征及突发的公共卫生事件等。从中医学的发展历史来看，其学术发展的核心是急救学科的进步。

中医急诊学所涉及的“急症”“急诊”“急救”三者之间在概念上既有联系亦有区别。“急症”是指各种急危重症出现的临床表现，包括急性发病、慢性病急性发作、急性中毒或意外伤害等需要立即进行紧急医疗处理的病症；“急诊”是指紧急或急速地为急性患者或伤病员察看、诊断及应急处理；而“急救”是指抢救生命、改善病况和预防并发症时采取的紧急医疗救护措施。

二、中医急诊学的发展脉络

中医急诊医学早在春秋战国时期的《黄帝内经》（又称《内经》）中就开始萌芽，后来逐渐发展，直至清代温病学说创立，中医急诊医学的学术体系才日渐完善；20世纪80年代起，中医急诊医学日渐兴盛；经过近年来中医药工作者的不懈努力，中医急诊医学取得了进一步发展，在一定程度上更改了“中医不能治疗急症”的社会观念。从中医学体系发生发展的整个过程来看，中医学重视急危重症的治疗，历代名医都不是四平八稳的“慢郎中”，而是治疗急危重症的高手，诸多中医学理论的突破大都是以急症治疗作为突破口，这与中医急诊治疗水平的进步密切相关。

（一）中医急诊学的起源

中医诊治急症的历史悠久，源远流长。上溯先秦，下迄明清，群贤辈出，代有发明。最早在春秋战国时期的《黄帝内经》中便有关于急症的论述，书中整理了急危重症的命名，命名原则大多冠以“厥”“暴”“卒（猝）”等字眼，以区别于非急诊疾病，如“卒中”“猝心痛”“厥心痛”“暴厥”“猝疝”等。此外，《内经》时代已经初步形成了中医急危重症的病机理论。《素问·通评虚实论》中首先谈到了虚实的病机概念，“邪气盛则实，精气夺则虚”。书中还论述了阴阳失调、气血津液失调、六气致病、脏腑病机等病机概念，初步奠定了中医急诊学的理论基础，形成了基本的理论框架。

（二）中医急诊学的形成

东汉末年张仲景的《伤寒杂病论》一书，对东汉以前的急诊急救理论和经验进行了科学总结，并上升到新的理论高度，创立了中医学辨证论治的学术思想。张仲景以外感疾病（广义的伤寒）为基础，首次提出“六经辨证学说”，建立了中医急诊学的“辨证救治体系”。运用六经辨证、脏腑辨证治疗热病、结胸、出血、暴泻、厥逆等急性病，创立了较为系统的理法方药，如白虎汤、独参汤、四逆汤、承气汤等经方，这些都是临床常用救急的方剂。《伤寒杂病论》的问世，彻底摆脱了中医急诊急救理论与临床脱节的现象，使其诊治有章可循、有法可依、有力可使、有药可用，临床疗效得到空前的提高。此外，该书还记载了猝死、食物中毒等急救方法，为中医急诊急救技术的发展奠定了基础。

晋代葛洪的《肘后备急方》是我国第一部中医急救手册，收录了魏晋南北朝时期急症治疗的经验，包括内、外、妇、儿、五官各科，大到肠吻合术，小至蝎虫咬伤，“众急之病，无不毕备”。提出了针对不同患者的不同情况采取不同的给药途径，拓宽了急诊医学思维，例如熏洗、吹入，并提出了相对应的外用方；创立了口对口吹气急救法，远远早于现代医学的人工呼吸。此外，该书十分重视应急处理的时效性，以病统证，纲目分明，利于即时救治。及时救治的理念形成及应用，标志着我国中医急症医学的诞生，推动了中医药学体系的发展。

隋朝时期，巢元方编著的《诸病源候论》一书是我国第一部论述病因病机的专著。该书在疾病诊断上首次采用了疾病统领证候的方法，充实了急症病名、病候，发展了病机理论。全书所列67种病名中，急症占1/4以上；在1700余种证候中，属于急症者占1/6以上。对于急症的病因方面，在“三因”的基础上，首次提出了津液紊乱的病因病机，明确将消渴病、水肿病等归属于津液紊乱的范围。对许多急症病机皆有较正确的解释，如“急黄”的病机为“脾胃有热，如气郁蒸，因素所加，故突然发黄，心满气喘，命在顷刻”。可以说中医急诊学的病因病机学说起源于《诸病源候论》。

唐代孙思邈在《备急千金要方》和《千金翼方》中汇集保存了东汉至唐的重要医论、医方、诊法、针灸等内容，在急症诊疗的理法方药方面又有所突破，“一病一方皆试而后录”，对中医急危重症的救治具有重要参考价值。书中首创的葱管导尿法与现代医学的导尿术大体只是工具上的差异而已，堪称世界上最早记载的导尿术。在《千金翼方》中卷第二十，孙氏特列备急方27首，专为抢救垂危之症而设。如治疗各种原因所致的“卒死”，外用“仓公散”，内服“还魂汤”。又如《千金要方》中收载的犀角地黄汤、苇茎汤等方剂，至今仍然在临床广泛应用。宋代医家对急症治疗积累了不少有效经验，《圣济总录》《太平圣惠方》《三因极一病证方论》进一步丰富了中医急症医学的内容。

（三）中医急诊学的发展

金元时期名医辈出，“金元四大家”更是在急诊学方面做出了巨大的贡献，推动了中医急诊医学的发展。刘完素围绕《黄帝内经》的病机十九条提出了“六气皆能化火”的火热论，首先提出“热病只能作热治，不能从寒医”的著名论点，创辛凉解表、泻火养阴之法。对寒凉药有独到的见解，并创立了辛凉急救方药，如防风通圣散、双解散等治疗热性外感疾病行之有效的著名方剂。张从正作为“攻邪派”的代表人物，著作《儒门事亲》一书，其在治疗急症方面结合前人经验以及自身的临床体会，倡导采用汗、吐、下三法以祛邪，对中医急诊医学的发展起到了桥梁作用。朱丹溪为“滋阴派”的鼻祖，倡导“阳常有余，阴常不足”，重视痰、气在急危重症发病中的重要作用，在治疗方面主张滋阴降火。李杲作为“补土派”代表人物，在治疗上尤其是在内伤急症的治疗方面，多以益脾胃、升阳气为上，创“甘温除大热”法作为治疗内伤急症之法。

明清时期温病学派的崛起，对中医急症医学由理论到临床做出了极其重要的贡献。温病学说的形成和发展可以说是中医急诊学理论发展的典范。明代吴又可的《瘟疫论》是治疗瘟病的专书，其突破传统医学理论，创立“疠气学说”来解释当时的时行天疫，提出“疠气”致病的病原论，强调热病与伤寒不是同一类疾病，对瘟疫的治疗主张“急症急攻”的原则，立达原饮一方，尤具卓识。温病学派发展至清代已到达鼎盛时期，叶天士所著的《温热论》为中国温病学说的发展提供了理论及辨证论治的基础，提出“温病上受，首先犯肺，逆传心包”的理论，指出了温病的发生发展以及传变的途径，并提出了卫气营血辨证方法，使中医急诊医学达到了一个新高度。此外，吴鞠通、薛生白、王孟英等温病学家辈出，创三焦辨证理论体系，形成了比较完整的温热病学。对高热、惊厥、斑疹、昏迷等急性病的治疗总结出辛凉宣泄、清热解毒、芳香化浊、利湿、通腑泻下、养阴增液、清气透营、凉血化斑、清心开窍、扶正救脱等成套治法和系列方药，并首创安宫牛黄丸等经典方剂。针灸治疗急性疼痛、急性中风、痰喘、高热、药物过敏等方面也有其独特的疗效，大大向前推进了急性热病的诊治水平。温病学说的形成和发展可以说是中医急诊学理论发展的典范。

回顾历史，中医急诊学的发展史就是中医药学理论体系发展史的缩影。历代中医医籍中包含的大量急危重症治疗方法，至今仍有很高的临床价值，是指导现代中医急症实践，保证临床疗效的基础，亟待进一步继承、发掘与整理。

（四）中医急诊学的现代进展

新中国成立以来，由于党和政府的高度重视，中医急诊学快速发展，临床急危重症救治得到了进一步的长足发展。二十世纪八十年代以来，一大批具有现代科学知识的中医学者，从实践中不断总结，并积极寻求创新，使中医急诊学取得了可喜的成果。全国各地相继建立了中医急诊科室和基地，绝大多数地市级中医院建立了急诊科，县区级中医院建立了急诊室。

1. 中医急诊学科具备现代化发展的丰厚土壤

卫生部中医司于1983年11月在重庆召开了全国中医院急症工作座谈会，提出《关于加强中医急症工作的意见》，并在重庆中医药研究所建立全国急症培训中心，举办中医急症培训班、中药剂型改革班，培训人员达千余人次，为全国各地充实了急诊骨干。1984年，国家中医药管理局把中医急症工作提到战略高度，在全国组织了中风、血证、心痛、胃痛、厥脱、高热和剂型改革七大全国性急症协作组，后又成立了多脏衰协作组、痛症协作组，经过三十余年的研究，完成了对数万个病例的观察，制定了一批批急症诊疗常规，提高了中医治疗急症的疗效，发展了中医急症理论，探索了开展中医急症工作的途径，总结出中医治疗急症的经验，扩大了中医治疗急症的社会影响。

1997年中华中医药学会急诊医学分会创立，多家中医急诊医学诊疗分中心建立，并且在任继学、王永炎、王金达、邓铁涛等诸多医家、教授的带领指引下，中医急诊医学在理论、临床、教学、科研上都取得了十足的发展，并且在各大中医院校相继开展了《中医急诊医学》这门课程，培养了一批又一批的中医急诊医学人，推动了学科的发展建设。2005年国家中医药管理局通过《中医医院管理评价指南（试行）》，更加明确了中医药在急诊医学中的重要作用及地位，将中医诊疗技术在急诊医学治疗中的应用率及治疗率定为重点专科评审的硬性指标，为中医急诊医学的再次腾飞铺平了道路。2006年国家中医药管理局在全国建立了23个中医急诊临床基地，以急诊科为主体，围绕重点研究方向，整合资源的建设要求，设立专家组和中医急诊临床研究室，对中医急诊明确了工作职责和工作制度，落实建设任务，确实提高中医院急诊的急救应急能力。实践表明，各协作组致力于中医急诊医学研究，在加强中医院急诊急救综合能力的基础上，充分发挥中医药特色优势，促进中医急诊学术水平的提高和临床技术的发展，增强应对突发公共卫生事件的能力，为促进中医急诊医学学科的建设与发展，发挥了极其重要的作用，作出了显著成绩，并积累了丰富经验。自1997年中医急诊医学学科诞生以来，中医急诊医学得到了很大的发展。首先，明确了中医急诊医学学科定位，丰富了中医急诊医学的内涵，扩充了中医急诊医学的治疗范围，并在常见急危重症的中医规范化治疗方面进行了深入的研究；其次，以专科急诊医学为突破口，对中风、喘证、急性咳嗽、外感高热、脓毒血症、急性心衰等急诊医学常见病症进行了研究探讨。

2. 急危重症中成药研发成果不断丰硕

在急危重症中成药的研究方面，我国研制出了一批具有中医特色和专效的中药急救新剂型，为更新中医急救手段迈出了新的一步，如王今达教授研制的治疗脓毒血症的血必净注射液、中新药业研制的治疗冠心病的速效救心丸、康缘药业研制的治疗高热的热毒宁注射液等。除此以外还有很多以经方为基础，运用现代制剂工艺研制的中药注射液，包括清开灵注射液、醒脑静注射液、参附注射液等。

1992年在广州召开了中医急症工作第二次会议，决定成立多脏衰协作组。1993年国家中医药管理局将15种中成药列为全国中医院急诊科首批必备中成药，为开展急症工作增添了新的武器。1994年组织全国中医急诊临床专家、药学专家对已经发布的首批必备中成药和第二批增选的中成药进行了认真的初审、复审和终审，共遴选出37个品种、40个批准文号的药品作为第二批全国中医医院急诊科必备中成药向全国推广，丰富了急诊的治疗用药，促进了中医急诊临床疗效的提高。1997年，在原基础上，又进行滚动式征选评审，遴选出53种“全国中医医院急诊必备中成药”，其中参附注射液、参麦注射液等抢救厥脱（休克）的疗效立竿见影，这些都是务实创新的丰硕成果。由于这些工作为临床医生提供了更多的急症治疗手段，因此受到了各科医生的欢迎。急危重症中成药的发展使中医治疗的有效病种逐渐扩大，重症病例由个案报道逐渐转向成批病例的观察，如急性中风（急性缺血性脑卒中或脑出血）、真心痛（急性心肌梗死）等病均有大宗病例的临床报道，由验案效方逐渐向多次重复过渡，辨证和治疗不再是无规律的辨证施治，开始走向规范化、统一化，对中医急症工作的推广产生了深远影响，拓宽了中医急症发展的道路。

3. 全球突发公共卫生事件对中医药治疗急危重症提出新的挑战

近年来，以传染病为主要代表的突发性公共卫生事件在全球范围内不断涌现，其严峻的发展形势对医学界不断提出考验，而中医药在防控治疗呼吸系统公共卫生事件的过程中呈现出难以替代的独特优势。近些年出现的流行性感冒（简称“流感”）、严重急性呼吸综合征（SARS）、H7N9禽流感、埃博拉、甲型流感、霍乱、鼠疫，以及近几年在全球蔓延的新型冠状病毒肺炎（COVID-19），皆属于中医“疫病”的范畴。在我国几千年来与瘟疫的抗争过程中，中医药结合自身特色与时代发展，逐渐形成了较为成熟并行之有效的治疗方案与体系，为应对新发突发传染病积累了丰富经验。

2003年，严重急性呼吸综合征（SARS），即非典型肺炎（简称“非典”）在全球蔓延，感染后可引起机体免疫调节障碍，早期免疫力低下，中、后期免疫力亢进，中药具有调节免疫的功能。中医治疗以复方为主，用不同药理作用的中药组成复方，在临床上起到多靶点、多层次联合增效减毒、整体调节的作用。清热解毒、化湿、补益类中药，经现代药理研究表明，具有提高机体自身抗病毒能力和调节人体应激状态的作用，可增强吞噬细胞的功能，达到抑制或清除病毒和内毒素的目的。在中成药防治方面，由中国中医研究院（现中国中医科学院）、北京中医药大学等单位近150人组成的中药筛选课题组，以缓解病情、控制症状和降低死亡率为目标，从临床高热、渗出、纤维化和多脏器衰竭等病理环节入手，对广州、北京在临床治疗中使用过的30种中成药进行筛选，拟订出8种中成药作为抗非典用药：清开灵注射液、鱼腥草注射液、板蓝根冲剂、新雪颗粒、金莲清热颗粒、灯盏细辛注射液、复方苦参注射液和香丹注射液。其中，清开灵注射液、鱼腥草注射液、板蓝根冲剂对肺部急性炎症有良好改善作用；新雪颗粒、金莲清热颗粒针对高热症状退热快且持久；清开灵注射液、灯盏细辛注射液能有效缓解急性呼吸窘迫综合征；清开灵注射液、复方苦参注射液和香丹注射液对多脏器损伤有明显的保护作用。上述8种中成药分别在非典临床早期、中期、极期和恢复期治疗中发挥了极其重要的且西药无法替代的作用。

2020年1月31日，世界卫生组织（WHO）正式宣布新型冠状病毒肺炎（简称新冠肺炎）疫情，构成“国际关注的突发公共卫生事件”（PHEIC）。中医药在应对新冠肺炎的防治中可全过程发挥作用。在隔离观察期进行集中隔离，服用中药预防；对于轻症和普通型患者，采用中医综合疗治；对于重症患者，采用中西医结合救治；对于恢复期人群，采用中西医结合康复治疗。在药物使用方面，国家卫生健康委员会、国家中医药管理局印发的《新型冠状病毒肺炎诊疗方案（试行第十版）》，对医学观察期患者推荐使用4种口服中成药：藿香正气胶囊（丸、水、口服液）、金花清感颗粒、连花清瘟胶囊（颗粒）、疏风解毒胶囊（颗粒）。对临床治疗期属重型、危重型的患者，推荐使用8种注射液：喜炎平注射液、痰热清注射液、血必净注射液、醒脑静注射液、热毒宁注射液、生脉注射液、参附注射液、参麦注射液。在全国各地区的诊疗方案中，共有13种中成药用于治疗重症、危重症新冠肺炎：血必净注射液、参附注射液、喜炎平注射液、生脉注射液、痰热清注射液、连花清瘟胶囊（颗粒）、金花清感颗粒、清开灵注射液、参麦注射液、热毒宁注射液、新雪颗粒、紫雪丹、丹参注射液。在抗击疫情实践中筛选出“三药三方”。“三药”是连花清瘟胶囊（颗粒）、金花清感颗粒、血必净注射液，它们被确认是对新冠肺炎病毒有效的药物；“三方”是研制出的三种新药，即清肺排毒汤、化湿败毒方、宣肺败毒方，这三种新药也都经过临床疗效评价，目前陆续进入中成药新药研发的阶段。

三、急危重症常见病症

1. 高热

高热是机体在内外病因作用下，脏腑气机紊乱，阳气亢盛而引起的以体温升高为症状的常见急症，包括外感高热与内伤高热。西医学的急性感染，如上呼吸道感染、肺部感染、胆道感染、泌尿系感染等，以高热为主要表现者，均可参考本部分辨证救治。

病因病机

①邪实化热。以外感居多，亦有因情志、外伤、内在伏邪、饮食、药毒等引致者，且多为内外合邪而病，尤以外邪与内在伏邪最为常见，且常见邪郁化毒，“毒寓于邪，毒随邪入，热由毒生”，内外二邪合而伤人，必然激惹通汇于肌膜的三焦元真之气，正气奋力抗邪，与邪交争，郁结化火，发为高热情志、外伤、饮食、药毒与内在伏邪是化毒伤人，是阻滞气机，“气有余便是火”。

②虚邪留滞。久病伤正，或实证因医药之误伤正，或劳倦内伤，导致气血阴阳亏虚，脏腑气机功能失调，阳气郁闭而引发高热；或阴津不足，阳气浮越而导致发热。

③虚实夹杂。素体虚弱之人复感于内外之邪，即引发虚中夹实，或实中带虚之高热。

2. 急性疼痛

（1）急性头痛。头痛是疼痛病症常见的症状之一，此处所论述的头痛是指外感六淫或内伤杂病引起的、突然发作的以头部疼痛为主要症状的病症。头痛，首载于《内经》，如《素问·奇病论》就有“人有病头痛以数岁不已”的记载。《灵枢·厥病》云：“真头痛，头痛甚，脑尽痛，手足寒至节，死，不治。”《素问·五脏生成》曰：“头痛颠疾，下虚上实，过在足少阴、巨阳，甚则入肾。”西医学所说的急性上呼吸道感染、颅内感染、高血压、血管神经性疾病及颈椎病等，凡是以头痛为主要临床表现者，均可参考本部分辨证论治。

病因病机

①外感邪毒。外感六淫邪气，风为阳邪，易伤阳位，风邪兼夹寒邪或热邪外袭，阻滞三阳经络气血而发病；或感受疫毒邪气，化热入里，循经上扰而致气血逆乱，热毒伤津竭液，炼液成痰，热、瘀、痰浊闭阻窍络而致头痛。

②正虚邪滞。素体亏虚，或烦劳伤气，暗耗精血，脾虚失运，使痰浊内生，循经上扰，痰阻清窍，经络塞滞而致头痛；或肝阴不足，肝阳暴亢，气血运行失常，甚则阳亢络破，窍络瘀浊内阻，不通则痛。

③虚不荣窍。中气亏虚，脾失健运，化湿生痰，郁遏清阳，清阳不升，浊阴不降，窍络失养而发头痛。

（2）急性腰痛。是指以腰部或腰脊部位突然发作疼痛为主要表现的一种病症。腰痛最早见于《内经》，并有《素问·刺腰痛论》专篇论述，在《素问·脉解》中又称为“腰脊痛”。《内经》中对腰痛的症状论述极为详细，如“腰痛不得俯仰”“腰痛不可以转摇”“腰痛，腰中如张弓弩弦”“腰痛，痛引肩”等。西医学中的部分泌尿生殖系统疾病、风湿病、腰肌劳损、脊椎及脊髓疾病等，凡是以腰痛为主要临床表现者，均可参照本部分辨证论治。

病因病机

①湿痹络阻。由于坐卧湿冷之地，或冒雨涉水、身劳汗出，感受寒湿之邪，寒湿痹着腰府；或素体脾虚湿盛，湿热交蒸之季，复感外邪，湿痹络阻，气血运行不畅而发腰痛。

②瘀血阻络。因跌扑闪挫，或劳累损伤，筋肉受损，经脉气血凝滞不畅，不通则痛。

③肾虚失养。先天禀赋不足，或年老精血亏损，肾府失养，且肾虚更易外邪内侵而致邪阻腰部经脉，气血运行失畅。

（3）急性腹痛。是指以突然发作的胃脘至耻骨毛际以上部位疼痛为主要临床表现的病症。急性腹痛在《肘后备急方》中称为“猝腹痛”。有关腹痛的论述，首载于《内经》。《素问·举痛论》曰：“寒气客于肠胃之间，膜原之下，血不得散，小络急引故痛。”又说：“热气留于小肠，肠中痛，瘅热焦渴，则坚干不得出，故痛而闭不通矣。”秦景明《症因脉治·腹痛论》云：“痛在胃之下，脐之少旁，毛际之上，名曰腹痛。痛在脘上，则曰胃痛而非腹痛。”西医学的腹痛是与肝、胆、胃、大肠、小肠等相关的多种疾病，凡是以腹痛为主要临床表现者，均可参考本部分辨证论治。与相邻脏器、组织相关疾病的鉴别是诊断本病的重点。

病因病机

①寒凝肠腑，络脉细急。外感寒湿之邪直中肠腑，或嗜食寒凉饮食，损伤肠胃，寒客于腑，络脉细急，气血凝滞，发为腹痛。

②腑实内结，腑气不通。暴饮暴食或过食肥腻厚味，或食入不洁之物，食积胃肠，化热生湿，腑实不通，气血塞滞，发为腹痛。

③气虚血瘀，升降失常。平素情志不畅，或思虑太过，郁结不通，脾气内伤，由气及血，脾气虚滞，血行不畅，郁久化火，痰火内扰，气机升降失常，不通则痛。

④中虚脏寒，脏腑失养。久病劳伤，或禀赋不足，阴虚内寒，调养不慎，感邪内伤，中虚脏寒，脏腑失养，发为腹痛。

3. 喘促

喘促是以呼吸急促、张口抬肩、鼻翼扇动、倚息不能平卧、汗出、面唇青紫，甚者神昏为特征的一种急性病症。《灵枢·五阅五使》云：“肺病者，喘息鼻张。”《说文解字·心部》云：“喘，疾息也。”李中梓《医宗必读》曰：“喘者，促促气急，喝喝痰声，张口抬肩，摇身撷肚。”《医学心悟·喘》曰：“外感之喘，多出于肺，内伤之喘，未有不由于肾者。”《诸病源候论·伤寒喘候》也云：“水停心下，肾气乘心，故喘也。”西医学的肺炎、支气管哮喘、慢性阻塞性肺疾病急性发作、急性呼吸窘迫综合征、急性特发性间质性肺炎、急性左心衰、肺水肿等以喘促为主要临床表现的疾病，均可对比来看辨证救治。

4. 眩晕

眩晕是以头晕、眼花为主要临床表现的一类病症。眩即眼花（目眩），晕即头晕，两者常同时并见，故统称为“眩晕”。其轻者闭目可止，重者如坐舟车，旋转不定，不能站立，或伴有恶心、呕吐、汗出、面色苍白等症状。眩晕一证，首载于《内经》。《素问·至真要大论》云：“诸风掉眩，皆属于肝。”《灵枢·口问》曰：“上气不足，脑为之不满，耳为之苦鸣，头为之苦倾，目为之眩。”《灵枢·海论》曰：“髓海不足，则脑转耳鸣。”西医学的高血压、低血压、低血糖、贫血、梅尼埃病、脑动脉硬化、椎基底动脉供血不足、神经衰弱等病，凡是以眩晕为主要临床表现者，均可参考本部分辨证论治。

病因病机

①肝肾不足，肝阳暴亢。肝脏体阴而用阳，忧郁恼怒太过，肝失条达，肝气郁结，气郁化火，火盛伤阴，肝肾阴虚，阴不敛阳，风阳内动，上扰清窍，发为眩晕。

②中气亏虚，痰瘀阻络。久病、年老或素体虚所致中气不足，或因饮食失节，嗜酒肥甘，损伤脾胃，以致脾胃水液代谢失司，水湿内停，积聚生痰，痰阻中焦，而致气血不能上荣于头目，清阳不升，头窍失养，故发为眩晕。

5. 神昏

神昏是指由多种原因引起的，以心脑受邪、窍络不通、神明被蒙为病理变化，以意识不清、不省人事为特征的急危重症。外感时疫，热毒内攻，或内伤疾病致阴阳气血逆乱，痰浊上扰，皆可致清窍闭塞，神明失守，发为神昏。神昏首载于《许叔微医案》："神昏，如睡，多困，谵语，不得眠。"中医文献中论述的"昏愦""昏蒙""昏冒""昏迷"等，均属神昏范畴。神昏是多种急、慢性疾病的危重阶段，神昏的深度常与疾病的严重程度有关。

病因病机

①感受外邪。外感温热疫毒，热毒炽盛，燔灼营血，内陷心包；或邪气内陷走黄，扰营败血，闭阻心络；或热邪人里，与积滞相结而成阳明腑实，燥热之气夹浊气上冲心脑；或热邪太甚，燔灼肝经，风阳内动，扰动神明，均可导致神昏。

②湿浊蒙蔽。饮食失节，损伤脾胃；或素体脾虚湿盛；或情志过极，肝失条达，木郁乘土，以致脾胃水液代谢失司，水失常道，痰浊内生；或郁而化热，湿热交蒸，蒙蔽清窍，发为神昏。

③阴竭阳脱。高热大汗，津气内竭；或泻下频频，脾气衰败竭绝；或热邪久困，耗气伤津；或失血过多，气随血脱，终致阴竭阳亡，心神失养，脑髓失荣，神无所倚而成神昏。

6. 暴吐

暴吐指邪毒犯胃，扰动胃气，胃气暴逆上冲而引起的急性呕吐。《金匮要略》中将其描述为"食已即吐"，病名始见于清代沈朗仲的《病机汇论》："其症食已暴吐，渴欲饮水……气上冲胸而发痛，其治当降气和中。"《医学入门》云："上焦吐者，气冲胸痛，食已暴吐而竭。"

病因病机

①外邪侵袭。外感六淫邪毒或秽浊之气，侵袭中焦，致使气机逆乱，脾之清气不升，胃之浊气不降，清浊相干，浊气逆乱上冲而发病。

②饮食所伤。暴饮暴食，或食物不洁，或误食毒物，致食滞胃院；或毒结于

胃，胃失和降，气逆上冲，发为暴吐。

③肝郁乘脾。平素忧思郁怒，木郁不畅，木旺伐土，脾失健运，水湿痰饮结聚中焦，再遇忧伤恼怒之事，肝郁气滞，木旺克土，胃气上逆，呕吐频作。

7. 暴泻

暴泻是由多种病因而致的脾胃肠道受损，升降失调，传导失职，清浊不分，混杂而下的病症。临床以发病突然、排便次数剧增、泻下急迫、粪便量多而稀薄，排便时常伴肠鸣、肠绞痛或里急后重为特征。暴泻，又名暴注、暴泄。病名始见于《世医得效方·大方脉杂医科》："治暴泻不止，小便不通。车前子，上为末，每服二钱，米饮调。根叶亦可，立效。"书中还提到了神曲九、粟壳丸均可以治疗暴泻。《医学入门》也对暴泻有所描述："暑泻如水，烦渴尿赤，暴泻。"西医学的急性肠炎、急性食物中毒、某些肠道过敏、与抗生素相关的假膜性小肠结肠炎等，以急性腹泻为主要临床表现者，均可参考本部分内容辨证论治。

病因病机

①外邪侵袭。外感寒湿、暑湿之邪，或误食腐败不洁之物，损伤脾胃，致传导失职，升降失调，清浊不分，混杂而下。

②饮食不节。暴饮暴食，困阻脾阳，脾失健运，清浊不分，水谷相随而下。

③重病伤脾。患者重病久病，伤正体虚，中阳不健，运化无权，清气下陷，甚则脾虚及肾，肾阳不足，水湿失于温煦气化，水谷不化，发为暴泻。

8. 水肿

水肿是指因感受外邪，饮食失调，或劳倦过度等，使肺失宣降通调，脾失健运，肾失开阖，膀胱气化失常，导致体内水液潴留，泛滥肌肤，以头面、眼睑、四肢、腹背甚至全身浮肿为临床特征的一类病症。《内经》中已有"水""风水""水胀""石水"等名称。《灵枢·水胀》对水肿的临床表现进行了细致的描述："水始起也，目窠上微肿，如新卧起之状，其颈脉动，时咳，阴股间寒，足胫肿，腹乃大，其水已成矣，以手按其腹，随手而起，如裹水之状，此其候也。"《素问·汤液醪醴论》提出了"去菀陈莝……开鬼门，洁净府"的水肿治疗原则。西医学的急性肾小球肾炎，肾病综合征，急、慢性肾衰竭，充血性心力衰竭等，凡是以水肿为主要临床表现者，均可参考本部分内容辨证论治。

病因病机

①外邪浸淫，水湿泛溢。风邪、湿热疫毒内侵，或痈疡疮毒生于肌肤，未能清解而内归肺脾，脾伤不能升津，肺伤失于宣降，以致水湿潴留体内，泛滥肌肤，发为水肿。

②脏气受损，气化无权。劳倦过度，或久病伤正，精微损耗，气血瘀滞，脏气受损，肺失宣降通调，脾失转输，肾失开阖，膀胱气化失常，气血运行不畅，水液

代谢失司，三焦水道不利，引起水湿潴留，泛滥肌肤，凌心射肺，而成水肿。《金匮要略·水气病脉证并治》有“心水”的记载，其云：“心水者，其身重而少气，不得卧，烦而躁，其人阴肿。”

9. 斑疹

斑疹多是因邪热波及营血而致。斑多点大成片，色红或紫，抚之不碍于手，压之不退色；疹形如粟米，高出于皮肤之上，抚之碍手，疹消退后常有皮屑脱落。早在《金匮要略》就载有“阳毒之为病，面赤斑斑如锦纹”，即指斑疹。《诸病源候论·温病发斑候》说：“夫人冬月触冒寒毒者，至春始发病，病初在表，或已发汗吐下，而表证未罢，毒气不散，故发斑疮。”清代叶天士著《温热论》，对斑疹的论述较为详尽，尤其是对病因、证候、传变及治则的论述有独特见解，如“斑疹皆是邪气外露之象”“点大而在皮肤之上者为斑，或云头隐隐，或琐碎小粒者为疹”。章虚谷说：“热闭营中，故多成斑疹。斑从肌肉而出，属胃；疹从血络而出，属经。”西医学的传染病或感染过程中出现的多种形态的皮疹，凡是以斑疹为主要临床表现者，均可参考本部分内容辨证论治。

病因病机

①毒重肺胃。外感温热之邪，首先犯肺，肺经郁热不解，波及阳明，肺胃热盛，内逼营血，损伤血脉，迫血妄行，血从肌肉外渍而发为斑疹。

②热灼营阴。气分邪热失于清肃；或气分湿热化燥化火，传入营分；或肺卫之邪乘心营之虚，径陷心营；或某些温邪直犯心营，营分受热，热窜血络，则见斑疹隐隐。

③热盛动血。营分邪热未能透转气分而羁留，进而深传血分；卫分或气分邪热未解，直接传入血分；或伏邪始自血分发出，血热炽盛，灼伤血络，迫血妄行，表现为斑疹密布，兼见神昏谵妄、吐血、尿血等。

10. 急性出血

急性出血是指出血量较大，血势较急，以及有广泛出血倾向的一类病症。本病发病急，病情重，病情变化迅速，不及时处理可危及生命。早在《内经》中就有“血溢”“血泄”“衄血”“咯血”“呕血”“溺血”“溲血”“便血”等记载。

病因病机

①外邪侵袭，邪热内扰。外邪侵袭，或饮食不节、饮酒过度，或嗜食辛辣炙煿之品，或恣食肥甘，而致燥热蕴结于肺胃，邪壅肺胃，肺失宣降，上逆为咳，损伤肺络；或风热、疫毒之邪，热壅于肺，灼伤肺络，血溢气道则致咯血。邪热内蕴，胃络受损，迫血妄行，胃气上逆则呕血。明代皇甫中《明医执掌·诸血证》谓：“咯血者，火乘金位，肺络受伤，故血从嗽而出也。”

②肝火内犯。情志不遂，气郁化火，或暴怒气逆，肝气横逆，上逆犯肺，血随

火动，灼伤肺络导致咯血；肝气横逆犯胃，胃络损伤则呕血。此即《医家四要·咳血呕血肺肝气热》所说："呕血者，因于气悲伤肝，肝热内炽，逼血上逆所致。"

③气虚不摄。劳倦过度，损伤正气；或饮食不节，损伤脾胃；或大病久病之后失于调养，正气耗伤，以致气虚则血无所主，血不循经而错行，溢出肺胃之络而致咯血、呕血。《医学入门·总论》说："劳伤气虚夹寒，阴阳不相为守，血亦错行。"

11. 厥证

厥证是多种病因导致的气机突然逆乱，升降乖戾，气血阴阳不相顺接的危急病症，临床以突然昏倒、不省人事、四肢逆冷为主要表现。病情轻者一般在短时间内苏醒，醒后如常人；病情重者，则昏厥时间较长，严重者甚至一厥不复而致死亡。厥之病名首见于《内经》，《素问·大奇论》："脉至如喘，名曰暴厥。暴厥者，不知与人言。"《内经》论厥证，有"暴厥""寒厥""热厥""煎厥""薄厥""尸厥"等。后世又有"痰厥""食厥""气厥""血厥""酒厥""暑厥"等。厥和脱是两个不同的病症，既有联系又有区别。西医学的癔症、高血压病、脑血管病、低血糖、排尿性晕厥等，凡是以突然昏倒、不省人事、四肢逆冷为主要临床表现者，均可参考本部分内容辨证论治。

病因病机

①痰浊蒙蔽。饮食不节等致脾胃损伤，运化失常，聚湿生痰，痰浊阻滞，气机不畅，痰浊上壅，清阳被阻，则发为厥证。

②情志失常。肝气郁滞，气机乖戾，升降出入失常，神机为之化火，亦可发生厥证。

③气血逆乱。形盛气弱，脾运失健之人，易痰阻气机；肝阳素旺之人，常肝气郁结，肝刚暴亢，五志过极，均致气血逆乱，气血上壅，清窍不利，发为厥证。

④正气虚脱。阴阳互根，相抱不脱。大汗、大下、大吐，津液不足，阳气无以依附而外泄，阳气欲脱则神气乱，皆可致神明失守，而发为厥证。

四、急危重症治则治法

（一）治则

1. 及早去除病因和诱因

急危重症是发病急、变化迅速、危及生命的病症。其中病因和诱因的存在既是引起疾病发生，更是疾病加重的重要原因，因此要及早迅速地去除病因和诱因，使疾病向有利于机体康复的方向发展。如哮病要迅速寻找到过敏原并去除过敏原；失血要迅速寻找到出血原因和部位，及时有效地止血；卒心痛、急性缺血性脑卒中要迅速开通病变血管。这些都是治疗原则和方法，体现在救治急危重症时"时间就是生命”的原则。因此在急诊科要建立诸如胸痛绿色通道、急性脑病绿色通道。

2. 救命留人的“整体现”

整体论治，要求在治疗过程中，把人体各部脏腑器官视为一个整体，局部病变是整体病机反应的一部分。因此，立法选方，既要注意局部，更须重视整体，通过整体调节以促进局部病变的恢复，从而使阴阳归于相对平衡，这是整体论治的主要精神。整体论治不仅把人视为一个整体，进而还把人与自然界视为一个整体，要求在治疗中必须从天时、地利、体质等方面综合考虑。因天时有春温、夏热、秋凉、冬寒之变化，地域有东西南北、寒温燥湿之不同，这些因素都必然影响到人的生理病理。而人有男女老少的不同，体质有强弱盛衰的差别，在感受病邪后的发病与转归也必然因人而异。所有这些因素都应在立法、选方、遣药中加以考虑，即采取因时、因地和因人制宜的原则。

急危重症有发病急、变化迅速、病情重、危及生命的特点，同时急危重症又存在多因素致病、症状复杂、各种平衡紊乱、各种矛盾纷杂的特点。在这种情况下，诊断上要有一个降阶梯诊断的观念，即首先把危及生命的病症诊断出来，治疗上首先是抢救生命。如急性中风神昏并发呼吸衰竭，首先要救治呼吸衰竭。救命留人的“生命观”虽然用“急则治其标、缓则治其本”原则能有所体现，但在急危重症中更要强调救命的重要性和紧急性。同时围绕“生命观”必须有整体观、平衡观、联系观，即在处理急危重症复杂情况和矛盾时，要围绕生命观整体地考虑各种病症的处理先后和力度，运用脏腑经络、气血阴阳之间的联系，取得机体的平衡，最终挽救生命。其次是在治疗过程中尽量减少并发症和后遗症。

3. 明辨虚实、权治缓急的“正邪论”

明辨虚实，权治缓急，是中医急诊学治疗的总则。“邪气盛则实，精气夺则虚”“实则泻之，虚则补之”，但在补虚泻实的具体应用方面，要掌握最佳的时机，所谓“权治缓急”，就是治暴病当急不能缓，表里缓急以急者先，虚实缓急据病情。周学海在《读医随笔》中对虚实补泻的运用颇有见地：“病本邪实，当汗吐下，而医失其法，或用药过剂，以伤真气，病实未除，又见虚候者，此实中兼虚也。治之之法，宜泻中兼补。”“其人素虚，阴衰阳盛，一旦感邪，两阳相搏，遂变为实者，此虚中兼实也，治之之法，不清凉无由解热……从前之虚不得罔顾，故或从缓下，或一下止服。”张景岳在《景岳全书》中指出：“治病之则，当知邪正，当权衡轻重。凡治实者，用攻之法，贵乎察得其真，不可过也；凡治虚者，用补之法，贵乎轻重有度，难从简也。”这些均客观地论述了虚实补泻的应用。

“急则治其标，缓则治其本”，其具体运用有以下几点。一是就表里的缓急而言，一般宜先表后里，但如若里急的，则又急当救里，正如《金匮要略》中的那段论述，“问曰：病有急当救里救表者，何谓也?”“师曰：病，医下之，续得下利清谷不止，身体疼痛者，急当救里；后身体疼痛，清便自调者，急当救表也。”二是就病证先后缓急而言，一般宜先治新病，后治宿疾。例如，肾虚喘咳，复兼感冒重症，则当先治感冒，再治虚喘。正如《金匮要略》所说："夫病痼疾，加以卒病，当先治其卒病，后乃治其痼疾也。"三是就病情缓急而言，无论感受外邪或内伤杂病，均须根据孰急孰缓而定治标治本。如因肝病出现重度腹水，致呼吸喘促、难以平卧、二便不利，若正气可支，就应当先攻水利尿，以治其标，待水消病缓，然后再舒肝养肝，以图其本。由此可见，急则治其标，多为权宜急救之法，待危象缓解，则应转为治本，以除病根。同时还需指出，在掌握急则治标、缓则治本的过程中，决不可绝对化。急时何尝不需治本，如亡阳虚脱而急用回阳救逆之法，就是治本；大出血之时，气随血脱，急用独参汤益气固脱，亦是治本。缓时又何尝不可治标，如脾虚气滞的患者，亦可先理气消导，而暂治其标，再缓图补脾以治本。此外，在临床上不少病证，还须采用标本同治法。尤其在正虚邪实的情况下，常须顾及邪正双方。例如虚人感冒，只祛其邪，则正气难支；只扶其正，则实邪难祛。唯有祛邪与扶正并举，方能两全。再如肺气虚损，表虚不固而自汗，理当补益肺气以固表。但临床上常常伍以止汗之品，疗效更佳。这说明标本同治，并非标本双方对等，而是有所侧重，或重于本，或重于标，当视具体病情而定。

4. 辨证救治的"恒动观"

疾病的整个过程是由不断地变化发展与相对稳定的阶段组成的。疾病的不断变化发展会形成不同的传变、转归趋势。因此，必须用发展、动态的观点进行观察与处理。疾病的相对稳定性会形成一定的阶段性，疾病的阶段性不仅能反映出病情的轻重、病势的进退等特点，还能揭示出病机的变化，可作为易方更药的依据。因此，动态地观察病情、分阶段论治是中医临证治疗的原则之一。由于内科病证有外感和内伤两类，因而在动态观察和分段论治时，亦各有其特殊之处。

5. 已病防变、随证救治的"未病论"

"已病防变"是中医学治则中"治未病"的重要体现，在临床救治的过程中要真正做到"安其未受邪之地"，根据病机的变化，随证救治。《内经》提出"治未病"的原则，就是强调防患于未然。如《素问·四气调神大论》所说："不治已病治未病，不治已乱治未乱……夫病已成而后药之，乱已成而后治之，譬犹渴而穿井，斗而铸锥，不亦晚乎！"对以预防为主的原则，进行了精辟的阐述。后世对这一预防思想，又有进一步发展。如唐代孙思逝在《备急千金要方》中就明确指出："每日必须调气补泻，按摩导引为佳，勿以康健便为常然。常须安不忘危，预防诸病也。"《理虚元鉴》还针对虚劳的预防，提出情志方面的"六节"，以及顺四时避邪气的"七防"等。由于历代医家对预防疾病的重视，已积累和总结出一套行之有效的预防措施，散载于各家医著之中，并广泛流传于民间。

（二）治法

中医的常用治法较多，除了辨证立法、选用内服的方药之外，还有针灸、刮痧、贴敷、火罐、熨法、水疗、浴疗、熏蒸、泥疗、推拿、气功、割治等许多行之有效的方法，至今仍广泛地用于临床。在内科治疗中，经常运用的几种治法有祛邪法、扶正法、醒神法、吐洗法、扶正祛邪法，经过历代医家的不断补充和发展，逐渐形成体系，内容丰富多彩，有效地指导着临床实践。

1. 祛邪法

祛邪法与扶正法共同组成了中医学治则的总纲，也是中医急诊学急救原则的总纲。所谓祛邪就是祛除邪气，排除或减弱病邪对机体的侵袭和损害的一种治则。临床上主要用于实证，即所谓“实则泻之”之意。宣透发汗、通里攻下、清热解毒、活血化瘀等都是祛邪法在临床上的具体应用。

2. 扶正法

扶正法是中医学重要的治法，不仅广泛地运用于多种慢性虚弱性疾病，对于急危重症也很重要。所谓扶正就是辅助正气，提高机体的抗病能力，迅速挽救人体亡失的气、血、津、液。临床上主要用于急虚证、正气暴脱之证，即所谓“虚者补之”之意。益气回阳固脱、益气固阴救逆等是扶正法的具体运用。

3. 醒神法

心神窍闭，神气不行，或元神散脱而引发神昏之候，急当用辛透开达之品，开窍醒神，或用强心固脱之味，固护元神。

4. 吐洗法

吐者，引邪上越随呕吐而除；洗者，荡涤邪秽随冲洗而排。吐洗法是清除邪浊等有形实邪的一种常用治法。

5. 扶正祛邪法

临床上扶正法用于急虚证、正气暴脱之时，祛邪法用于邪气壅盛、正气不衰之时。单独的扶正法和祛邪法多用于疾病的早期、突发期。然而，临床上更多的疾病表现为虚实夹杂之证，此时单独使用两种方法者少，多联合使用以达到救治目的。

（刘国秀　翟华强）

第二章 临床急危重症常用中成药基础知识

用中成药治疗急危重症历史悠久，临床疗效确切。《1997年全国中医医院急诊必备中成药目录》的颁布和实施，强调了在治疗急危重症时中成药突出的临床价值。随着中医急诊学的现代研究不断进步，已有更多急危重症显效中成药品种进入临床使用。临床药学服务对于明确药师工作职责、提高药学服务质量、推广药学工作模式具有重大意义。然而，目前对于急危重症中成药的研究仍集中在临床疗效或药理学层面，忽略了临床药学服务工作。因此，如何指导医生与药师正确使用、规范调剂、合理应用中成药，提高中成药临床药事服务质量，是目前急危重症中成药在临床工作中亟待解决的重点问题。建立覆盖处方开具、调剂与应付、药品贮藏、合理用药等环节的标准化规范，可以填补急危重症中成药在临床指导方面的空白，推动急危重症中成药的应用更快更好地跟随研发脚步，为临床疗效与安全用药提供坚实保障。

第一节 临床急危重症常用中成药相关概念

国家对急危重症常用中成药处方药实行分类管理，基本出发点是确保人民用药安全、有效、经济、方便。急危重症中成药的剂型种类很多，目前常用的包括：丸剂、外用膏剂、片剂、注射剂、胶囊剂、颗粒剂、气雾剂、散剂、口服液共九种剂型。

1. 处方药

处方药的英文缩略词为Rx，是指必须凭执业医师或执业助理医师处方才可调配、购买和使用的药品，即需在医师或其他医务人员指导下使用的药品。

2. 注射剂

系指在中医药理论指导下，采用先进的制备工艺，从中药或复方中提取有效物质制成的可供注入体内的制剂。包括肌肉、穴位、皮内、皮下、静脉注射以及其他组织或器官注射用的灭菌制剂，以及供临用前配制溶液的无菌粉末或浓缩液。

3. 外用膏剂

系指采用适宜的基质将药物制成专供外用的半固体或近似固体的一类剂型。

4. 胶囊剂

系指药物或与适宜辅料充填于空心硬胶囊或密封于软质囊材中制成的固体制剂，可分为硬胶囊、软胶囊（胶丸）、缓释胶囊、控释胶囊和肠溶胶囊，主要供口服用。

5. 颗粒剂

系指原料药和适宜辅料混合制成具有一定粒度的干燥颗粒状制剂。

6. 口服液

系指原料药物溶解于适宜溶剂中制成的供口服的澄清液体制剂。

7. 片剂

系指原料药物或与适宜的辅料制成的圆形或异形的片状固体制剂。

8. 气雾剂

系指含药、乳液或混悬液与适宜的抛射剂共同装封于具有特制阀门系统的耐压容器中，使用时借助抛射剂的压力将内容物呈雾状物喷出，用于肺部吸入或直接喷至腔道黏膜、皮肤及空间消毒的制剂。

9. 散剂

系指药物或与适宜的辅料经粉碎、均匀混合制成的干燥粉末状制剂。

10. 丸剂

系指原料药物与适宜的辅料制成的球形或类球形的固体制剂。中药丸剂包括蜜丸、水蜜丸、水丸、糊丸、蜡丸、浓缩丸和滴丸等。

第二节　急危重症常用中成药临床使用原则

一、使用方法

1. 内服

（1）送服：包括用温开水送服和用药引送服两种。以前者使用最广，如片剂、丸剂、散剂、胶囊剂等，常用温开水送服；后者根据病情需要，选用黄酒或白酒、盐汤、米汤等送服。

（2）调服：用乳汁或糖水将散剂调成稀糊状喂服，适用于小儿。亦可将丸剂研化，用糖水调服，适用于不能吞咽的患者。

（3）噙化：将药物含于口中，缓缓溶解，慢慢咽下，如滴丸，多用于咽喉病者。

（4）冲服：用温开水冲服，例如颗粒剂。

2. 外用

（1）涂患处：将局部洗净，均匀地将药物涂抹一层，如外用软膏。

（2）撒布患处：是将药粉直接均匀地撒布于患处，外用散剂多用此法。

（3）调敷患处：将外用散剂选用适当的液体辅料调成糊状，敷于患处。

（4）吹布患处：将外用散剂直接吹布患处，常用于治疗咽喉肿痛、耳内生疮等。

3. 注射

注射剂绕过皮肤、黏膜这两道保护人体的天然屏障和肝脏的首过作用，直接进入人体，分布到组织、器官中，生物利用度很高。

二、用药次数与剂量

急危重症中成药口服剂型大多每日2次，少数每日1次或3次；大蜜丸每次1丸，小蜜丸、水丸每次6～9g。注射剂或含有毒药物，应遵守剂量规定，在医生或药师指导下使用。

三、使用注意事项

1. 禁止只以急危重症中成药名称选药

急危重症中成药品种繁多，有些在名称上虽仅一两字之差，但功效却完全不同；此外，尚有一药数名、一名数药的情况应加以注意，不能只看药名，必须详细阅读说明书内容，如处方组成、功效、适应证与规格等才可保证无误。

2. 禁忌

（1）配伍禁忌：急危重症中成药之间配伍使用时，不要将能起相反作用的中成药配合使用。

（2）妊娠禁忌：如具有破气、活血化瘀、峻下逐水作用及毒性的急危重症中成药不适合孕妇使用。

（3）饮食禁忌：一般而言，服用急危重症中成药时应忌食寒凉、辛辣、腥荤等食物。另有一些特殊的饮食禁忌，如服用含有地黄、何首乌的急危重症中成药，忌食葱、萝卜、蒜；服用含有鳖甲的急危重症中成药，忌食苋菜；服用蜜丸忌食生葱等。

第三节 全国中医医院急诊科（室）必备中成药目录

1997年3月至6月期间，国家中医药管理局组织了全国中医急症临床专家、药学相关专家对1995年公布的40种中医急诊必备中成药和第三批征选的中成药进行了认真的预审、初审和终审，共遴选出50个品种、53个批准文号的药品，作为全国中医医院急诊必备中成药，标志着临床急危重症常用中成药的初步形成（见表2）。

全国中医医院急诊科（室）必备中成药是国家中医药管理局向全国各中医医院重点推荐的一批具有高效、速效、安全、可靠等特点的急救中成药。这些中成药在剂型、给药方法、给药途径等方面都做了较大改进。因此，它们的问世丰富了中医治疗急危重症的方法和手段，在一定程度上缓解了当前中医临床急症用药短缺的状况，有助于解除患者的疾苦，挽救患者的生命。

表2　1997年全国中医医院急诊必备中成药目录

药品名称	注册商标名称	批准文号	生产单位
生脉注射液	华西牌	川卫药准字（1983）第002598号	华西医科大学制药厂
清开灵注射液	地坛牌	京卫药准字（1996）第015001号	北京中医药大学实验药厂
参附注射液	999牌	川卫药准字（1985）第003417号	雅安三九药业有限公司
血塞通注射液	云蕊牌	滇卫药准字（1995）第000438号	云南植物药厂
参麦注射液	999牌	川卫药准字（1981）第001552号	雅安三九药业有限公司
参麦注射液	登峰牌	浙卫药准字（1996）第031301号	浙江正大青春宝药业有限公司
刺五加注射液	完达山牌	黑卫药准字（1983）第300038号	黑龙江完达山制药厂
生脉注射液	戎州牌	川卫药准字（1989）第004870号	四川宜宾制药厂
云南灯盏花注射液	金殿牌	滇卫药准字（1993）第001787号	云南省生物制药厂
双黄连粉针剂	双黄连牌	卫药准字（94）Z-73号	哈尔滨中药二厂
鱼腥草注射液	999牌	川卫药准字（1981）第001546号	雅安三九药业有限公司
穿琥宁注射液	戎州牌	川卫药准字（1985）第003181号	四川宜宾制药厂
止喘灵注射液	苏中牌	卫药准字（91）Z-08号	江苏苏中制药厂
苦黄注射液	苦黄牌	卫药准字（96）Z-96号	国营常熟制药厂
热可平注射液	云山牌	赣卫药准字（1996）第019003号	江西云山制药厂
黄芪注射液	地奥牌	川卫药准字（1994）第010349号	中科院成都地奥制药公司
醒脑静注射液	锡药牌	苏卫药准字（1982）第157201号	江苏无锡健宏药业总公司
脉络宁注射液	桂冠牌	苏卫药准字（1985）第177601号	南京京陵制药（集团）有限公司
复方丹参气雾剂	春花牌	卫药准字（95）Z-20号	吉林省通化白山制药厂
双黄连气雾剂	三精牌	卫药准字（96）Z-02号	哈尔滨制药三厂
沈阳红药气雾剂	众牌	辽卫药准字（1996）第800043号	沈阳精诚药业有限公司
复方丹参滴丸	天士力牌	卫药准字（95）Z-01号	天津天使力联合制药公司
葛根芩连微丸	柳江桥牌	桂卫药准字（1991）第017004号	广西柳州中药总厂
安脑丸	蒲公英牌	黑卫药准字（1982）第301432号	黑龙江路神集团延寿制药有限公司
补心气口服液	三人牌	卫药准字（91）Z-77号	湖北省咸宁制药厂

续表

药品名称	注册商标名称	批准文号	生产单位
滋心阴口服液	三人牌	卫药准字（91）Z-76号	湖北省咸宁制药厂
心通口服液	鲁南牌	卫药准字（92）Z-74号	山东鲁南制药厂
胃血宁口服液	本药牌	卫药准字（95）Z-88号	辽宁本溪制药厂
脑血康口服液	双鱼牌	卫药准字（87）Z-03号	吉林省公主岭市红光制药厂
茵栀黄口服液	人友牌	京卫药准字（1996）第104089号	北京第四制药厂
复方双花口服液	无名称	卫药准字（94）Z-57号	北京海尔富药业有限公司
癃清片	体健牌	卫药准字（92）Z-09号	天津市中药制药厂
新清宁片	合欢牌	卫药准字（88）Z-05号	中国中医研究院实验药厂
复方陈香胃片	信丰牌	赣卫药准字（1996）第079006号	江西信丰制药厂
季德胜蛇药片	季德胜牌	苏卫药准字（1982）第131001号	南通制药总厂
紫地宁血散	中一牌	卫药准字（90）Z-43号	广州中药一厂
猴枣散	星牌	粤卫药准字（1994）第115025号	广州奇星药业有限公司
云南白药散剂	云丰牌	滇卫药准字（1995）第000380号	云南白药实业有限公司
新雪丹	星牌	粤卫药准字（1982）第115052号	广州奇星药业有限公司
通心络胶囊	以岭牌	卫药准字（97）Z-001号	石家庄以岭药业有限公司
脑安胶囊	无名称	卫药准字（94）Z-55号	吉林省辽源市亚东制药厂
藿香正气软胶囊	回生牌	卫药准字（89）Z-07号	天津达仁堂制药厂
瓜霜退热灵	林源牌	吉卫药准字（1996）第630136号	吉林省敦化市制药厂
云南白药胶囊剂	云丰牌	滇卫药准字（1995）第000381号	云南白药实业股份有限公司
乐脉颗粒	华西牌	川卫药准字（1993）第008737号	华西医科大学制药厂
稳心颗粒	菏药牌	卫药准字（95）Z-47号	山东菏泽制药厂
金莲清热冲剂	银药牌	卫药准字（94）Z-09号	宁夏中药厂
荜铃胃痛冲剂	无名称	卫药准字（94）Z-82号	江苏扬子江制药厂
正柴胡饮冲剂	宁宁牌	苏卫药准字（1990）第184501号	江苏南通中药厂
正柴胡饮冲剂	合欢牌	京卫药准字（1996）第002001号	中国中医研究院实验药厂
冠心膏	药王庙牌	冀卫药准字（1996）第100009号	河北四达制药厂
京万红	健春牌	津卫药准字（1985）第000489号	天津达仁堂制药二厂
紫花烧伤膏	华润康牌	卫药准字（93）Z-50号	山东菏泽制药公司

（朱元珅　朱晓慧）

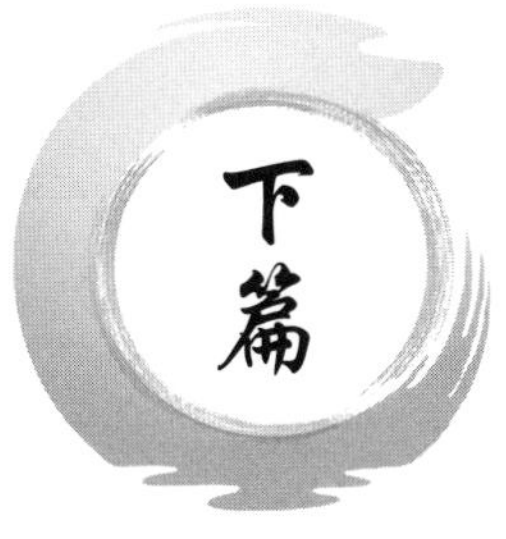

临床实践篇

第二章 临床急危重症常用中成药调剂技术规范——通则

继承和发展急危重症中成药调剂工作具有鲜明的时代特征与科学意义。目前，急危重症中成药调剂相较于普通药品调剂存在研究范围窄、数据不足，调剂流程空缺，落后于临床需求，调剂人员专业水平有待提高等问题，导致本该为急危重症治疗发挥较大作用的中成药在临床上常被忽视。开展急危重症中成药调剂研究，可以为各级医疗机构的药师规范审核急危重症科室医师的中成药处方、调配中成药以及保障临床用药安全提供可靠的证据依据。开展急危重症中成药调剂工作要求掌握急危重症及中医药学基础理论知识，熟悉急危重症中成药关键操作技术，了解急危重症中成药术语，明确中成药从业人员道德规范与工作职责。

第一节 临床急危重症常用中成药调剂技术规范概述

一、概念

（1）急危重症。系指紧急的、濒危的，应当尽早进行医学处理，否则可能对患者身体产生重度伤害或导致死亡的病症。

（2）中成药调剂。系指按照医师处方调配中成药的专业操作。

（3）临床急危重症中成药调剂技术。系指医疗机构围绕临床急危重症中成药品采取的包括采购验收技术、库存管理技术、处方审核技术、处方调配技术、处方复核技术、发药与用药交代技术、用药监测技术、处方点评技术、药物警戒技术共九项调剂技术的总称。

二、应用范围

适用于全国各级、各类医疗机构的急诊科、重症医学科等为患者提供急危重症中成药调剂的药房。规定了医疗机构为临床急危重症患者提供中成药调剂的工作流程、基础建设、药师职责和技术要求。

第二节　临床急危重症常用中成药调剂总则

一、工作流程

临床急危重症中成药调剂应符合我国相关卫生及安全等各项规定。临床急危重症中成药调剂技术包括采购验收、库存管理、处方审核、处方调配、处方复核、发药与用药交代、用药监测、处方点评、药物警戒九项技术。药师应按照技术内容调剂急危重症中成药：完善药品采购与验收，做好库存管理，认真审核处方，准确调配处方，仔细复核处方并进行发药交代，及时进行临床用药监测，点评处方并反馈，关注药物警戒等，详见图1。

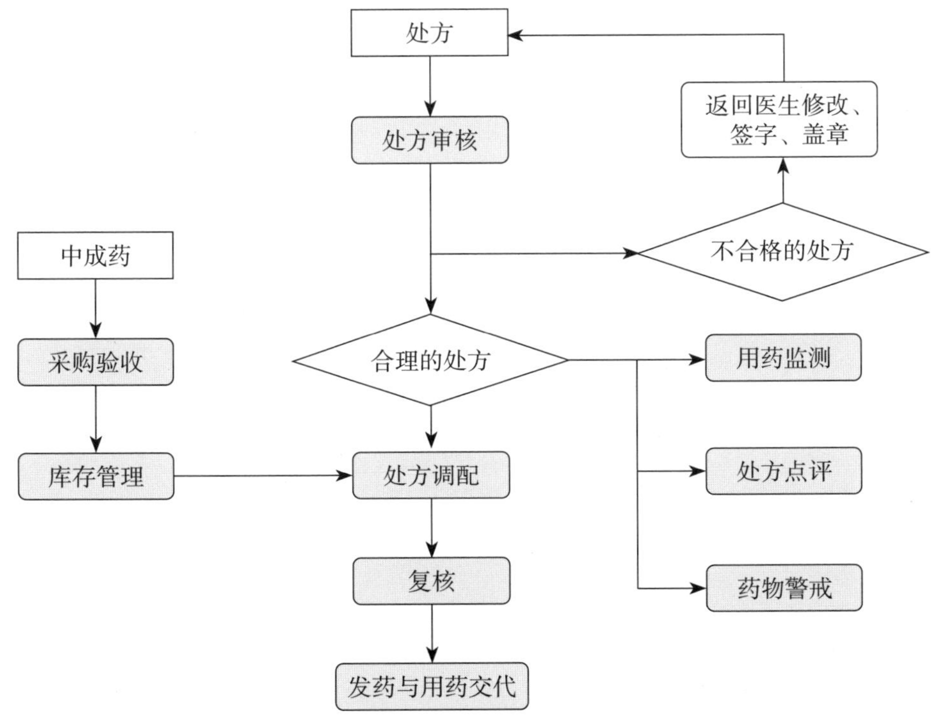

图 1　临床急危重症常用中成药调剂技术规范流程图

二、基础建设

提供临床急危重症常用中成药调剂的医疗机构，宜建立急危重症急救的“绿色通道”，以提高急危重症病人的抢救成功率。医疗机构需保障绿色通道达到：畅通、高效、规范。各药房与科室联动，建立自动化、信息化的接诊系统与药品调剂管理系统。药学部门接到急危重症患者处方后应优先配药发药，实现药学服务急救模式。

三、药师职责

提供临床急危重症中成药调剂的科室应配备足够数量的中药药师，保障医生处方选药、护士给药、患者用药等过程的安全、有效、经济、适当。提供急危重症中成药调剂的人员应取得相应中药学专业中药士及以上技术职称资格，复核发药人员应取得相应中药学专业中药师及以上技术职称资格。调剂复核发药人员至少具有3年及以上丰富的工作经验且经过医疗机构培训、考核合格。

四、技术要求

1. 采购验收技术

（1）依据医疗机构药事管理与药物治疗学管理委员会制定的中成药目录，按照2020年版《中华人民共和国药典》成方制剂和单位制剂目录，采购临床急危重症常用中成药。

（2）选择资质齐全、供货及时、渠道规范的药品生产企业或药品批发企业采购药品。

（3）依据急诊抢救用药实际情况，及时按需采购药品。

（4）购进药品到库后，宜认真验收票、账（清）单、货三者相符性，做好药品质量验收记录并对药品外观抽样检查，记录应保存至超过药品有效期1年，总保存时间不少于3年。

（5）检查药品标签和说明书、批准文号、注册商标、有效期等，拒收药品文件不规范和近效期药品。

2. 库存管理技术

（1）按照药品包装或说明书中规定的储存温度、湿度进行保存贮藏。采取必要的冷藏、防冻、防潮、避光、通风、防火、防虫、防鼠等措施，保证药品质量。

（2）宜将急危重症中成药与其他药品分开存放且分类存放。将过期、变质、被污染等药品放置在不合格库（区）。

（3）按照2020年版《中华人民共和国药典》中性状项与检查项标准实施定期检查，查验贮藏条件、效期。医疗机构宜采用计算机系统对库存药品的有效期进行自动跟踪和控制，采取近效期预警及超过有效期自动锁定等措施，防止过期药品销售。发现过期失效药品应填写“药品退库记录表”，交由药库保管员与实物核对。

（4）每周检查急危重症中成药的供应品种及数量情况，及时补充登记，以备调配。

3. 处方审核技术

（1）审核处方的合法性与完整性，对于伪造或篡改的处方、严重不合理用药或者用药错误处方应拒绝调配，及时告知处方医师，并应当记录，按照有关规定报告。

（2）审核药品的名称、规格、剂量、剂型、药物组成与临床诊断的相符性。

（3）审核处方中配伍禁忌、用法用量、剂型与给药途径，以及对于需要进行皮试或过敏试验的急危重症常用中成药品，医师是否注明过敏试验及结果的判定。

（4）审核处方的使用注意事项、不良反应、特殊人群用药、中西药联合用药情况等是否合理。

4. 处方调配技术

（1）调配前慎读处方，谨防相似药品名称的混淆。宜明确急危重症中成药用药意图，防止同名异物药品误用情况。

（2）调剂处方时宜依照“四查十对”规则进行。

（3）调配过程中宜查看药品性状，针对包装破损、药品颜色性状等发生变化的情况及时报损，不予调配使用。如整包装被拆分使用时，剩余药品包装盒不宜封口，应敞开摆放回原位，并保留原包装和说明书。

（4）调配后按规定粘贴标签，急危重症中成药的标签颜色宜与其他药品做警示区别。调配人员应在处方规定处签字或盖章。

5. 处方复核技术

（1）复核处方的临床诊断与药品说明书的一致性。

（2）复核药品名称、规格、数量与处方开具的一致性。

（3）复核药品质量是否合格，包装是否无污损、无渗漏。

（4）复核药品效期，确保无过期药品。

6. 发药与用药交代技术

（1）发药时宜按处方顺序将药品唱付交于取药者，并交代用法用量。

（2）发药时宜进行用药指导，重点交代用法用量、特殊贮存与禁忌证。避免发药交代时使用药物计量单位，如g，mg，mL等，宜将处方计量单位换算为片数、粒数、包数后告知患者。

（3）发药时宜告知患者相关注意事项，遇特殊人群（肝肾功能不全者、孕产妇、婴幼儿、老年患者）需详细提示用药方法，宜避免使用专业词汇，适当给予生活方式指导、用药依从性建议，必要时予以纸质交代和口头交代结合的模式。

（4）发药时宜对护士进行用药提示，包括给药途径、药物剂量、间隔及疗程、注意事项、配伍禁忌、用药方法、贮存方式、漏服药处理等交代。

7. 用药监测技术

（1）用药前应仔细询问患者的过敏史，或核对处方上的过敏史记录，当获知或发现不良反应后，要及时分析与上报，填写不良反应监测表。

（2）监测肝肾功能不全者、孕产妇、婴幼儿、老年患者等特殊人群治疗用药的情况，发现异常时，要立即停药并且采取救治措施，同时加强用药监护。

（3）监测持续给药时间长、药物相互作用显著、存在潜在配伍禁忌的急危重症中成药。

8. 处方点评技术

（1）点评处方书写的规范性，处方中的适应证与诊断是否相符，药物遴选是否符合安全、有效、经济、适当的原则。

（2）定期公布处方点评结果，通报不合理处方，对不合理处方进行汇总和综合分析评价，提出质量改进建议。

（3）点评给药途径、用法用量、药物相互作用、配伍禁忌等是否符合药品说明书及相关药品标准规定。

（4）重点点评特殊人群（肝肾功能不全者、孕产妇、婴幼儿、老年患者）用药遴选及剂量疗程等问题。

9. 药物警戒技术

（1）警戒急危重症中成药未知（新发）的严重不良反应和其他联合用药的相互作用，提出新信号。

（2）警戒急危重症中成药不良反应的动态和发生率，对药物的风险或效益进行定量评估和分析，及时将信息进行反馈与上报。

（朱元珅　翟华强）

第四章 临床急危重症常用中成药调剂技术规范——注射剂

中药注射剂在急危重症的急救过程中发挥了极为重要的作用。中药注射剂是指在中医药理论指导下，采用先进的制备工艺，从中药或复方中提取有效物质制成的可供注入体内的制剂，包括肌肉、穴位、皮内、皮下、静脉注射及其他组织或器官注射用的灭菌制剂，以及供临用前配制溶液的无菌粉末或浓缩液。中药注射剂的调剂技术规范适用于各级、各类医疗机构的急诊科、重症医学科等为急危重症患者提供中药注射剂调剂的药房，规定了医疗机构为临床急危重症患者提供中药注射剂调剂的工作流程、基础建设、药师职责和技术要求。

一、调剂工作流程

临床急危重症中成药调剂应符合我国相关卫生及安全等各项规定。临床急危重症中药注射剂调剂技术包括采购验收、库存管理、处方审核、处方调配、处方复核、发药与用药交代、用药监测、处方点评、药物警戒九项技术。药师应按照技术内容调剂急危重症中药注射剂，完善药品采购与验收、做好库存管理、认真审核处方、准确调配处方、仔细复核处方并进行发药交代、及时进行临床用药监测、点评处方并反馈、关注药物警戒等，详见图2。

二、重点调剂技术

（一）处方审核技术

（1）审核处方的合法性与完整性，对于伪造或篡改的处方，拒绝调配。

（2）审核中药注射剂的名称、规格、剂量、剂型与临床诊断的相符性。

（3）审核处方中是否存在配伍禁忌如“十八反”“十九畏”，审核用法用量、剂型与给药途径，审核是否存在超剂量、过快滴注和长期连续用药的情况。审核处方中需要进行皮试以及过敏试验的中药注射剂，是否提供明确用药指征。

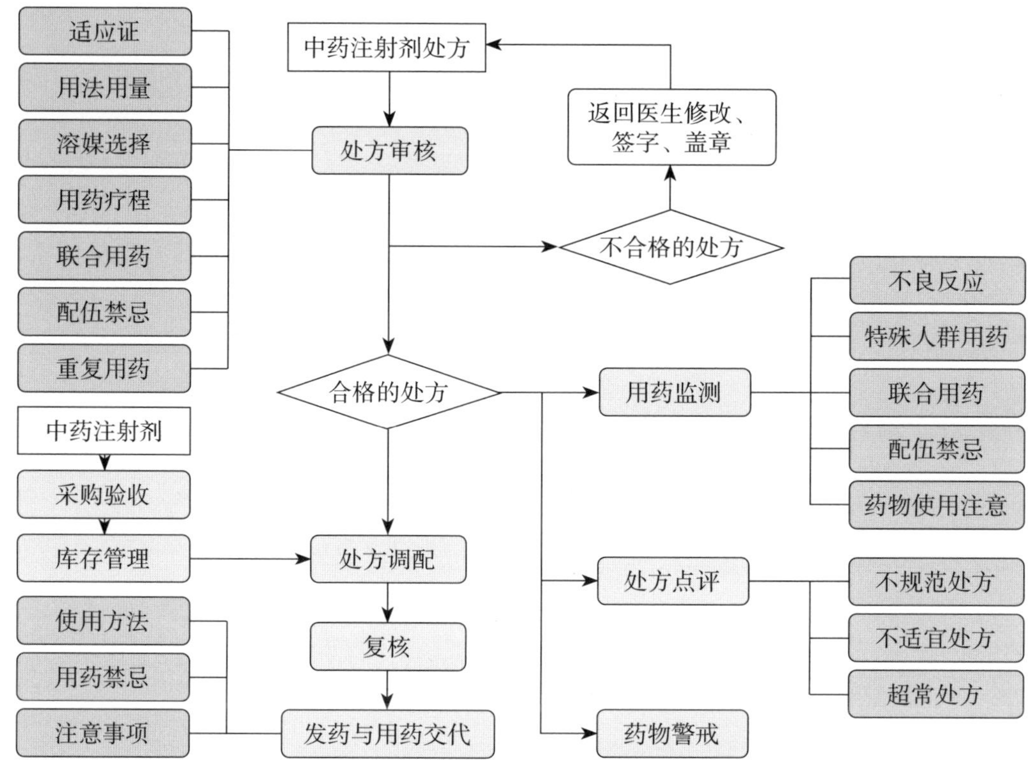

图 2　临床急危重症常用中药注射剂调剂技术规范流程图

（4）审核处方的使用注意事项、不良反应、特殊人群用药、中西药联合用药情况、是否存在重复用药，以及药品溶媒是否需要冲管、冲管液的选择等是否合理。

（二）发药与用药交代技术

（1）患者取药时仔细询问用药史和过敏史。

（2）发药时宜将注射剂放置于针剂袋，并按处方顺序将药品唱付交于取药者。

（3）发药时宜对患者进行用药指导，包括药品名称（商品名或通用名称）、功能主治、给药途径、用药剂量、间隔及疗程、注意事项、配伍禁忌、用药方法、贮存方式、漏用药处理等交代。尽量避免发药交代时使用药物计量单位，如g，mg，mL等，宜将处方计量单位换算为“支”后告知患者。

（4）发药时宜对护士进行用药提示，包括给药途径、用药剂量、间隔及疗程、注意事项、配伍禁忌、用药方法、贮存方式、漏用药处理等交代。

（5）发药时宜告知患者相关的妊娠禁忌、运动禁忌等注意事项，宜避免使用专业词汇，适当给予生活方式指导、用药依从性建议，必要时予以纸质交代与口头交代结合的模式。遇特殊人群（肝肾功能不全者、孕产妇、婴幼儿、老年患者）应给予个体化的用药指导与建议。

（三）用药监测技术

（1）用药前仔细询问患者过敏史，过敏体质者应慎用。

（2）监测用法、用量及疗程。应按照药品说明书推荐剂量、调配要求、给药速度，按疗程使用药品，不超剂量、过快滴注和长期连续用药。严禁混合配伍，谨慎联合用药。应单独使用中药注射剂，禁忌与其他药品混合配伍使用。如确需联合使用其他药品时，应谨慎考虑与此中药注射剂的间隔时间、输液容器的清洗以及药物相互作用等问题。

（3）用药过程中，应密切观察用药反应。特别是开始30分钟。如发现异常，应立即停药，告知医师或护士采取积极救治措施。给药出现不良反应后，及时分析与上报，填写不良反应监测表。

（4）监测老人、儿童、孕妇、肝肾功能异常等特殊人群及初次使用中药注射剂的患者治疗用药时的血药浓度或其他体液浓度，发现异常时，立即停药并且采取救治措施并加强用药监护。

（5）重点监测含有毒中药的注射剂用药情况，及时监测服药患者血液、尿液中的有毒成分含量及肝、肾功能等。

（6）重点监测持续给药时间长、药物相互作用显著、存在潜在配伍禁忌的急危重症中药注射剂。

（四）处方点评技术

（1）点评处方书写规范性。

（2）点评处方的中医适应证与诊断是否相符，药物遴选是否符合安全、有效、经济、适当的原则。

（3）点评给药途径、用法用量、药物相互作用、配伍禁忌等是否符合药品说明书及相关药品标准规定。

（4）重点点评特殊人群（老年人、婴幼儿、孕产妇、肝肾功能不全者）用药遴选、剂量疗程等问题。

三、代表药物示例

临床急危重症中药注射剂选取醒脑静注射液、疏血通注射液与参附注射液为示范性药物，主要原因有这几种药物疗效确切、安全性高、临床使用广泛且已经纳入急危重症救治指南与专家共识，能够起到代表示范作用。

（一）醒脑静注射液

1. 采购验收技术

（1）依据医疗机构药事管理与药物治疗学管理委员会制定的中成药目录，同时按照2020年版《中华人民共和国药典》成方制剂和单位制剂目录采购醒脑静注射液。

（2）选择资质齐全、供货及时、渠道规范的药品生产企业或药品批发企业采购药品。

（3）依据急诊抢救用药实际情况，及时按需采购。

（4）购进药品到库后，宜认真验收票、账（清）单、货三者相符性，做好药品质量验收记录并对药品外观抽样检查，记录保存至超过药品有效期1年，总保存时间不少于3年。

（5）检查药品标签和说明书、批准文号、注册商标、有效期等，拒收药品文件不规范和近效期药品。

2. 库存管理技术

（1）保证醒脑静注射液储存时密封、避光保存。

（2）按照2020年版《中华人民共和国药典》中的性状项与检查项标准实施定期检查，查验贮藏条件、效期。医疗机构宜用计算机系统对库存药品的有效期进行自动跟踪和控制，采取近效期预警及超过有效期自动锁定等措施，防止过期药品销售。发现过期失效药品应填写“药品退库记录表”，交由药库保管员与实物核对。

（3）每周检查急危重症中成药的供应品种及数量情况，及时补充登记，以备调配。

3. 处方审核技术

（1）审核处方的合法性与完整性，对于伪造或篡改的处方，拒绝调配。

（2）审核醒脑静的名称、规格、剂量、剂型与临床诊断的相符性。严格按照药品说明书规定的功能主治使用，辨证用药。其功能为清热解毒、凉血活血、开窍醒脑。用于气血逆乱、脑脉瘀阻所致的中风昏迷、偏瘫；外伤头痛，神志昏迷；酒毒攻心，头痛呕恶，昏迷抽搐，脑栓塞、脑出血急性期、颅脑外伤，急性酒精中毒见上述证候者。

（3）审核处方中是否存在配伍禁忌如“十八反”“十九畏”，审核用法用量、剂型与给药途径，审核是否存在超剂量、过快滴注和长期连续用药的情况。用法用量为：肌肉注射，一次2～4mL，一日1～2次；静脉滴注，一次10～20mL，用5%～10%葡萄糖注射液或0.9%氯化钠注射液250～500mL稀释后滴注；或遵医嘱。本品含有郁金，根据“十八反”“十九畏”，不宜与含有丁香成分的药品共用。

（4）审核处方的使用注意事项、不良反应、特殊人群用药、中西药联合用药情况等是否合理。本品一般单独给药，若必须联合用药时，须有说明书与相关文献支持，并谨慎考虑间隔时间及药物相互作用等问题。本品孕妇禁用。

4. 处方调配技术

（1）调配前慎读处方，宜明确适应证是否为气血逆乱、脑脉瘀阻所致疾病。

（2）依照“四查十对”规则调剂处方。

（3）严格查看中药注射剂的性状与有效期，针对药品过期或出现浑浊、沉淀、变色、漏气、包装破损等不合理变化要及时报损，不予调配使用。如整包装被拆分使用时，剩余药品包装盒不宜封口，应摆放回原位并注意遮光，保留原包装和说明书。若经稀释液稀释后出现浑浊的，不予发放使用。

（4）调配后按规定粘贴标签，急危重症中药注射剂的标签颜色宜与其他药品做警示区别。调配人员应在处方规定处签字或盖章，当日处方装订留存以备复查。无纸化处方应在信息系统中留存备查。

5. 处方复核技术

（1）复核处方的临床诊断与药品说明书的一致性。

（2）复核药品名称、规格、数量与处方开具的一致性。

（3）复核药品质量是否合格，包装是否无污损、无渗漏。

（4）复核药品效期，确保无过期药品。

6. 发药与用药交代技术

（1）患者取药时仔细询问其用药史和过敏史。对本品或含有人工麝香（或麝香）、栀子、郁金、冰片制剂及成分中所列辅料过敏，或有严重不良反应病史者禁用。有过敏史及过敏性疾病史者禁用。

（2）发药时宜将注射剂放置于针剂袋，并按处方顺序将药品唱付交于取药者。

（3）发药时宜对患者进行用药指导，包括药品名称（商品名或通用名称）、功能主治、给药途径、用药剂量、间隔及疗程、注意事项、配伍禁忌、用药方法、贮存方式、漏用药处理等交代。尽量避免发药交代时使用药物计量单位，如g，mg，mL等，宜将处方计量单位换算为“支”后告知患者。

（4）发药时宜对护士进行用药提示，包括给药途径、用药剂量、间隔及疗程、注意事项、配伍禁忌、用药方法、贮存方式、漏用药处理等交代。本品开启后应立即使用，防止挥发（本品为芳香性药物）。储存时密封、避光保存。

（5）发药时宜告知患者：孕妇、外感发热者、寒闭神昏者禁用；慢性乙醇中毒，颅脑外伤中、后期慎用。此外，过敏体质者、肝肾功能异常患者、老人、儿童、哺乳期妇女、运动员、初次使用中药注射剂的患者应慎重使用。宜避免使用专业词汇，适当给予生活方式指导、用药依从性建议，必要时予以纸质交代与口头交代结合的模式。

7. 用药监测技术

（1）用药前仔细询问患者过敏史，对说明书中要求皮试的注射剂，按说明书指导进行皮试。给药出现不良反应后，及时分析与上报，填写不良反应监测表。

（2）用药过程中，应密切观察用药反应。特别是开始30分钟。如发现异常，应立即停药，告知医师或护士采取积极救治措施。

（3）过敏体质者、运动员、肝肾功能异常患者、老人、哺乳期妇女、初次使用中药注射剂的患者应慎重使用，如确需使用请遵医嘱，并加强监测。

（4）监测数据显示，若有与本品相关的肝生化指标异常病例报告，建议在临床使用过程中加强监测。

8. 处方点评技术

（1）点评处方书写的规范性。

（2）点评处方中的适应证与诊断是否相符，药物遴选是否符合安全、有效、经济、适当原则。

（3）点评醒脑静注射液的用法用量与说明书相符性。肌肉注射，一次2～4mL；一日1～2次；静脉滴注，一次10～20mL，用5%～10%葡萄糖注射液或0.9%氯化钠注射液250～500mL稀释后滴注；或遵医嘱。点评是否存在超剂量、长期连续用药等问题。本品含有郁金，不宜与含有丁香成分药品共用。

（4）重点点评过敏体质者、肝肾功能异常患者、老人、儿童、哺乳期妇女、运动员、初次使用中药注射剂的患者用药遴选、剂量疗程等问题，按照2015年版《中华人民共和国药典临床用药须知》执行。

9. 药物警戒技术

（1）警戒急危重症中成药未知（新发）的严重不良反应和其他联合用药的相互作用，提出新信号。

（2）警戒急危重症中成药不良反应的动态和发生率，对药物的风险或效益进行定量评估和分析，及时将信息进行反馈与上报。

（二）疏血通注射液

1. 采购验收技术

（1）依据医疗机构药事管理与药物治疗学管理委员会制定的中成药目录，同时按照2020年版《中华人民共和国药典》成方制剂和单位制剂目录采购疏血通注射液。

（2）选择资质齐全、供货及时、渠道规范的药品生产企业或药品批发企业采购药品。

（3）依据急诊抢救用药实际情况，及时按需采购。

（4）购进药品到库后，宜认真验收票、账（清）单、货三者相符性，做好药品质量验收记录并对药品外观抽样检查，记录保存至超过药品有效期1年，总保存时间不少于3年。

（5）检查药品标签和说明书、批准文号、注册商标、有效期等，拒收药品文件不规范和近效期药品。

2. 库存管理技术

（1）保证疏血通注射液在储存时放置凉暗处，避光（不超过20℃）保存。

（2）按照2020年版《中华人民共和国药典》中的性状项与检查项标准实施定期检查，查验贮藏条件、效期。医疗机构宜用计算机系统对库存药品的有效期进行自动跟踪和控制，采取近效期预警及超过有效期自动锁定等措施，防止过期药品销售。发现过期失效药品应填写“药品退库记录表”，交药库保管员与实物核对。

（3）每周检查急危重症中成药的供应品种及数量情况，及时补充登记，以备调配。

3. 处方审核技术

（1）审核处方的合法性与完整性，对于伪造或篡改的处方，拒绝调配。

（2）审核中药注射剂的名称、规格、剂量、剂型与临床诊断的相符性。严格按照药品说明书规定的功能主治使用，辨证用药。其功能为活血化瘀、通经活络。用于瘀血阻络所致的中风中经络急性期，症见半身不遂、口舌歪斜、言语蹇涩；急性期脑梗死见上述证候者。无瘀血证者禁用，有出血倾向者禁用。

（3）审核处方中是否存在配伍禁忌如“十八反”“十九畏”，审核用法用量、剂型与给药途径，审核是否存在超剂量、过快滴注和长期连续用药的情况。用法用量为静脉滴注，每日6mL或遵医嘱，加于5%葡萄糖注射液（或0.9%氯化钠注射液）250mL～500mL中，缓慢滴入。成分中的水蛭有毒，需要严格按照说明书规定的用量使用，或遵医嘱。

（4）审核处方的使用注意事项、不良反应、特殊人群用药、中西药联合用药情况等是否合理。中药注射剂一般单独给药，必须联合用药时，须有说明书与相关文献支持，并谨慎考虑间隔时间及药物相互作用等问题。本品在与可能增加出血风险的溶栓药、抗凝药与抗血小板药合并使用时，须谨慎合并用药。水蛭有毒，谨慎与其他含有毒性成分的药品合并使用。

4. 处方调配技术

（1）调配前慎读处方，宜明确适应证是否为瘀血阻络所致疾病。

（2）依照“四查十对”规则调剂处方。

（3）严格查看中药注射剂的性状与有效期，针对药品过期或出现浑浊、沉淀、变色、漏气、包装破损等不合理变化要及时报损，不予调配使用。如整包装被拆分使用时，剩余药品包装盒不宜封口，应摆放回原位注意遮光，并保留原包装和说明书。若经稀释液稀释后出现浑浊的，拒绝调配。

（4）调配后按规定粘贴标签，即配即用，不宜长时间放置。急危重症中药注射剂的标签颜色宜与其他药品做警示区别。调配人员应在处方规定处签字或盖章，当日处方装订留存以备复查。无纸化处方应在信息系统中留存备查。

5. 处方复核技术

（1）复核处方的临床诊断与药品说明书的一致性。

（2）复核药品名称、规格、数量与处方开具的一致性。

（3）复核药品质量是否合格，包装是否无污损、无渗漏。

（4）复核药品效期，确保无过期药品。

6. 发药与用药交代技术

（1）患者取药时仔细询问其用药史和过敏史。有过敏史及过敏性疾病史者禁用。

（2）发药时宜将注射剂放置于针剂袋，并按处方顺序将药品唱付交于取药者。

（3）发药时宜对患者进行用药指导，包括药品名称（商品名或通用名称）、功能主治、给药途径、用药剂量、间隔及疗程、注意事项、配伍禁忌、用药方法、贮存方式、漏用药处理等交代。尽量避免发药交代时使用药物计量单位，如g，mg，mL等，宜将处方计量单位换算为“支”后告知患者。交代成分中的水蛭有毒，需要严格按照说明书规定的用量使用，或遵医嘱。交代本品在与可能增加出血风险的溶栓药、抗凝药与抗血小板药合并使用时，应谨慎合并用药。

（4）发药时宜对护士进行用药提示，包括给药途径、用药剂量、间隔及疗程、注意事项、配伍禁忌、用药方法、贮存方式、漏用药处理等交代。药品稀释后应即配即用，不宜长时间放置。本品储存时放置凉暗处，避光（不超过20℃）保存。

（5）发药时宜告知护士：孕妇、无瘀血证者禁用，有出血倾向者禁用；对老人、肝肾功能异常者和初次使用、超过日剂量12mL的患者应慎重使用。宜避免使用专业词汇，适当给予生活方式指导、用药依从性建议，必要时予以纸质交代与口头交代结合的模式。

7. 用药监测技术

（1）用药前仔细询问患者过敏史，对说明书中要求皮试的注射剂，按说明书指导进行皮试。给药出现不良反应后，及时分析与上报，填写不良反应监测表。

（2）用药过程中，应密切观察用药反应。特别是开始30分钟。如发现异常，应立即停药，告知医师或护士采取积极救治措施。

（3）对老人、儿童、孕妇、肝肾功能异常者等特殊人群进行重点监测。初次使用、超过日剂量12mL的患者应慎重使用，加强监测。

（4）本品与可能增加出血风险的溶栓药、抗凝药与抗血小板药合并使用时，应谨慎合并用药并加强监测。

8. 处方点评技术

（1）点评处方书写的规范性。

（2）点评处方中的适应证与诊断是否相符，药物遴选是否符合安全、有效、经济、适当原则。

（3）点评疏血通注射液的用法用量与说明书相符性。给药途径是否为静脉滴注，用量是否为每日6mL或遵医嘱，溶媒是否为5%葡萄糖注射液（或0.9%氯化钠注射液）250mL～500mL，是否存在超剂量、长期连续用药等问题。

（4）重点点评对老人、肝肾功能异常者和初次使用、超过日剂量12mL的患者用药遴选、剂量疗程等问题。

9. 药物警戒技术

（1）警戒急危重症中成药未知（新发）的严重不良反应和其他联合用药的相互作用，提出新信号。

（2）警戒急危重症中成药不良反应的动态和发生率，对药物的风险或效益进行定量评估和分析，及时将信息进行反馈与上报。

（三）参附注射液

1. 采购验收技术

（1）依据医疗机构药事管理与药物治疗学管理委员会制定的中成药目录，同时按照2020年版《中华人民共和国药典》成方制剂和单位制剂目录采购参附注射液。

（2）选择资质齐全、供货及时、渠道规范的药品生产企业或药品批发企业采购药品。

（3）依据急诊抢救用药实际情况，及时按需采购。

（4）购进药品到库后，宜认真验收票、账（清）单、货三者相符性，做好药品质量验收记录并对药品外观抽样检查，记录保存至超过药品有效期1年，总保存时间不少于3年。

（5）检查药品标签和说明书、批准文号、注册商标、有效期等，拒收药品文件不规范和近效期药品。

2. 库存管理技术

（1）保证参附注射液储存时密封、遮光保存。

（2）按照2020年版《中华人民共和国药典》中的性状项与检查项标准实施定期检查，查验贮藏条件、效期。医疗机构宜用计算机系统对库存药品的有效期进行自动跟踪和控制，采取近效期预警及超过有效期自动锁定等措施，防止过期药品销售。发现过期失效药品应填写“药品退库记录表”，交药库保管员与实物核对。

（3）每周检查急危重症中成药的供应品种及数量情况，及时补充登记，以备调配。

3. 处方审核技术

（1）审核处方的合法性与完整性，对于伪造或篡改的处方，拒绝调配。

（2）审核中药注射剂的名称、规格、剂量、剂型与临床诊断的相符性。严格按照药品说明书规定的功能主治使用，辨证用药。其功能为回阳救逆、益气固脱。主要用于阳气暴脱的厥脱证（感染性、失血性、失液性休克等），也可用于阳虚（气虚）所致的惊悸、怔忡、喘咳、胃痛、泄泻、痹证等。

（3）审核处方中是否存在配伍禁忌如“十八反”“十九畏”，审核用法用量、剂型与给药途径，审核是否存在超剂量、过快滴注和长期连续用药的情况。用法用量为：肌内注射，一次2～4mL，一日1～2次；静脉滴注，一次20～100mL（用5%～10%葡萄糖注射液250～500mL稀释后使用）；静脉推注，一次5～20mL（用5%～10%葡萄糖注射液20mL稀释后使用）；或遵医嘱。本品含有附子，有小毒，过量使用易致心血管毒性作用，不宜长期使用。本品中含有附片、红参，根据“十八反”“十九畏”，本品不宜与中药半夏、瓜蒌、贝母、白蔹、白及、五灵脂、藜芦等同时使用，若需同时使用，请咨询医师。

（4）审核处方的使用注意事项、不良反应、特殊人群用药、中西药联合用药情况等是否合理。中药注射剂一般单独给药，必须联合用药时，须有说明书与相关文献支持，并谨慎考虑间隔时间及药物相互作用等问题。本品避免直接与辅酶A、维生素K_3、氨茶碱、盐酸多柔比星、丹参注射液、注射用奥美拉唑钠、注射用脑蛋白水解物混合配伍使用。

4. 处方调配技术

（1）调配前慎读处方，宜明确适应证是否为气虚、阳虚诸证。

（2）依照“四查十对”规则调剂处方。

（3）严格查看中药注射剂的性状与有效期，针对药品过期或出现浑浊、沉淀、变色、漏气、包装破损等不合理变化要及时报损，不予调配使用。如整包装被拆分使用时，剩余药品包装盒不宜封口，应摆放回原位注意遮光，并保留原包装和说明书。若经稀释液稀释后出现浑浊的，拒绝调配。

（4）调配后按规定粘贴标签，急危重症中药注射剂的标签颜色宜与其他药品做警示区别。调配人员应在处方规定处签字或盖章，当日处方装订留存以备复查。无纸化处方应在信息系统中留存备查。

5. 处方复核技术

（1）复核处方的临床诊断与药品说明书的一致性。

（2）复核药品名称、规格、数量与处方开具的一致性。

（3）复核药品质量是否合格，包装是否无污损、无渗漏。

（4）复核药品批号，确保无过期药品。

6. 发药与用药交代技术

（1）患者取药时仔细询问其用药史和过敏史。对本品或含有红参、附片制剂及成分中所列辅料过敏，或有严重不良反应病史者禁用。

（2）发药时宜将注射剂放置于针剂袋，并按处方顺序将药品唱付交于取药者。

（3）发药时宜对患者进行用药指导，包括药品名称（商品名或通用名称）、功能主治、给药途径、用药剂量、间隔及疗程、注意事项、配伍禁忌、用药方法、贮存方式、漏用药处理等交代。尽量避免发药交代时使用药物计量单位，如g，mg，mL等，宜将处方计量单位换算为“支”后告知患者。交代成分中的附片（黑顺片）有毒，需要严格按照说明书规定的用量使用，或遵医嘱。交代本品不宜与含有半夏、瓜蒌、贝母、白及、白蔹、藜芦的药物合用。

（4）发药时宜对护士进行用药提示，包括给药途径、用药剂量、间隔及疗程、注意事项、配伍禁忌、用药方法、贮存方式、漏用药处理等交代。交代糖尿病患者使用本品时，应用0.9%氯化钠注射液稀释后使用，配制好后，宜在4小时内使用。储存时密封、避光保存。

（5）发药时宜告知患者：新生儿、婴幼儿禁用；有药物过敏史或过敏体质、年老体弱者、儿童、孕妇及哺乳期妇女、严重心肺疾病患者、肝肾功能异常患者、初次使用中药注射剂的患者应慎重使用。宜避免使用专业词汇，适当给予生活方式指导、用药依从性建议，必要时予以纸质交代与口头交代结合的模式。

7. 用药监测技术

（1）用药前仔细询问患者过敏史，对说明书中要求皮试的注射剂，按说明书指导进行皮试。给药出现不良反应后，及时分析与上报，填写不良反应监测表。

（2）用药过程中，应密切观察用药反应。特别是开始30分钟。一旦出现过敏反应或其他严重不良反应须立即停药，告知医师或护士采取积极救治措施。

（3）有药物过敏史或过敏体质者、年老体弱者、儿童、孕妇及哺乳期妇女、严重心肺疾病患者、肝肾功能异常患者、初次使用中药注射剂的患者加强临床监护。

（4）监测滴速，滴速不宜过快。初次使用中药注射剂者、儿童及年老体弱者以20～40滴/分为宜，成年人以40～60滴/分为宜，以防止不良反应的发生。一般连续使用不宜超过20天。

8. 处方点评技术

（1）点评处方书写的规范性。

（2）点评处方中的适应证与诊断是否相符，药物遴选是否符合安全、有效、经济、适当原则。

（3）点评参附注射液的用法用量与说明书相符性。肌内注射，一次2～4mL，一日1～2次；静脉滴注，一次20～100mL（用5%～10%葡萄糖注射液250～500mL稀释后使用）；静脉推注，一次5～20mL（用5%～10%葡萄糖注射液20mL稀释后使用）；或遵医嘱。本品不宜与中药半夏、瓜蒌、贝母、白蔹、白及、五灵脂、藜芦等同时使用。本品避免直接与辅酶A、维生素K_3、氨茶碱、盐酸多柔比星、丹参注射液、注射用奥美拉唑钠、注射用脑蛋白水解物混合配伍使用。

（4）重点点评有药物过敏史或过敏体质者、年老体弱者、儿童、孕妇及哺乳期妇女、严重心肺疾病患者、肝肾功能异常患者、初次使用中药注射剂的患者用药遴选、剂量疗程等问题。

9. 药物警戒技术

（1）警戒急危重症中成药未知（新发）的严重不良反应和其他联合用药的相互作用，提出新信号。

（2）警戒急危重症中成药不良反应的动态和发生率，对药物的风险或效益进行定量评估和分析，及时将信息进行反馈与上报。

（温剑 杨毅恒）

第五章 临床急危重症常用中成药调剂技术规范——外用膏剂

外用膏剂系指采用适宜的基质将药物制成专供外用的半固体或近似固体的一类剂型。外用膏剂的调剂规范适用于各级、各类医疗机构的急诊科、重症医学科等为急危重症患者提供中成药外用膏剂调剂的药房，规定了医疗机构为临床急危重症患者提供中成药外用膏剂调剂的工作流程、基础建设、药师职责和技术要求。

一、调剂工作流程

临床急危重症中成药调剂应符合我国相关卫生及安全等各项规定。临床急危重症外用膏剂中成药调剂技术包括采购验收、库存管理、处方审核、处方调配、处方复核、发药与用药交代、用药监测、处方点评、药物警戒九项技术。药师应按照技术要求调剂急危重症外用膏剂中成药：完善药品采购与验收、做好库存管理、认真审核处方、准确调配处方、仔细复核处方并进行发药交代、及时进行临床用药监测、点评处方并反馈、关注药物警戒等，详见图3。

二、重点调剂技术

（一）发药与用药交代技术

（1）外用剂型因使用方法存在差异，故需重点交代外用方法及使用和换药时的注意事项。

（2）外用膏剂的基质质地纯净、沸点低，易变质，应重点交代贮存条件。

（3）外用膏剂可能刺激皮肤导致接触性皮炎或超敏反应，应重点交代特殊人群禁忌、病证禁忌，以及不良反应和发生不良反应的预防与处理。

（二）用药监测技术

（1）用药前仔细询问或核对处方上的过敏史，重点监测过敏体质患者，若发生不良反应及时登记上报，并及时采取相应的处理措施。

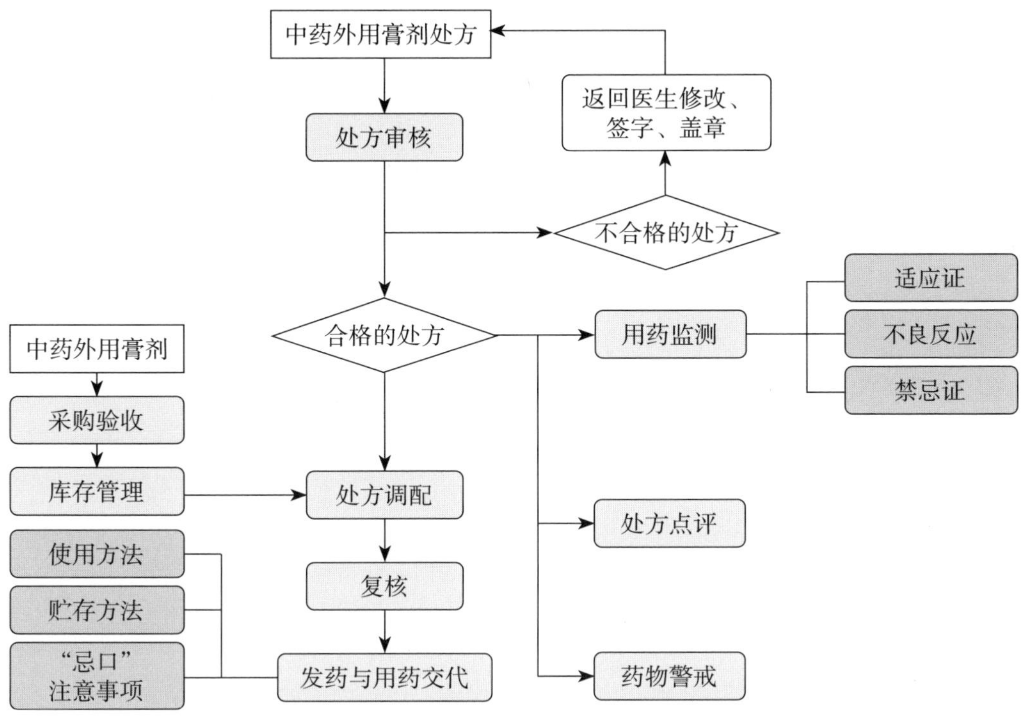

图3　临床急危重症常用外用膏剂中成药调剂技术规范流程图

（2）监测破损皮肤的药物使用反应，某些含刺激性成分的制剂不建议使用于破损肌肤表面。

（3）监测患者相关症状的缓解情况，重点监测药物使用剂量和使用时间。

（4）监测药物应用时的操作是否规范，应用过程中是否有其他影响疾病治疗的操作发生。

（5）重点监测含有强刺激性、发泡性、有毒中药的外用膏剂，密切关注患者是否出现异常情况，视患者情况可适当缩短用药时间及疗程。

三、代表药物示例

临床急危重症外用膏剂中成药选取云南白药膏、马应龙八宝眼膏、外用应急软膏为示范性药物，主要原因为这几种代表性药物疗效确切、安全性高、临床使用广泛。

（一）云南白药膏

1. 采购验收技术

（1）依据医疗机构药事管理与药物治疗学管理委员会制定的中成药目录，同时按照2020年版《中华人民共和国药典》成方制剂和单位制剂目录采购云南白药膏。

（2）选择资质齐全、供货及时、渠道规范的药品生产企业或药品批发企业采购药品。

（3）依据急诊抢救用药实际情况，及时按需采购。

（4）购进药品到库后，认真验收票、账（清）单、货三者相符性，做好药品质量验收记录并对药品外观抽样检查，记录保存至超过药品有效期1年，总保存时间不少于3年。

（5）检查药品标签和说明书、批准文号、注册商标、有效期等，拒收药品文件不规范和近效期药品。

2. 库存管理技术

（1）按照云南白药膏说明书中规定的要求，密闭、置阴凉处保存。按照2020年版《中华人民共和国药典》中的性状项标准实施定期检查，查验贮藏条件、效期。加强近效期药品管理，避免药品过期，严禁使用过期药品。

（2）货柜以贮存3～7天调剂用量为宜。若大型中医医院存在就诊人次较多的情况，应根据销量及时给予补充，对短缺品种及时登记，随时整理药品，补充所耗品种，以备调剂使用。

3. 处方审核技术

（1）审核处方的合法性与完整性，对于不合格的处方，拒绝调配。

（2）审核药品的名称、规格、剂量，药品与临床诊断的相符性。核对云南白药膏的药名、规格、剂量，临床诊断是否涉及跌打损伤、瘀血肿痛、风湿疼痛等病症。

（3）审核云南白药膏的用法为外用。

（4）审核云南白药膏的用药禁忌，孕妇避免使用，皮肤及黏膜破溃、化脓者避免使用。

4. 处方调配技术

（1）调配前审核处方，谨防相似药品名称的混淆。严格核对处方中云南白药膏的名称、规格、数量，明确适应证是否涉及跌打损伤、瘀血肿痛、风湿疼痛等内容。

（2）调配处方时宜依照“四查十对”规则进行。

（3）调配过程中严格查看药品的有效期，包装破损应及时报损，不予调配使用。

（4）调配后打印用药指导单，将云南白药膏的用药指导单贴在包装外侧，急危重症外用膏剂中成药的标签颜色宜与其他药品做警示区别。调配人员应在处方规定处签字或盖章，当日处方装订留存以备复查。

5. 处方复核技术

（1）复核处方的诊断与说明书的一致性。

（2）复核所调配云南白药膏与处方药名、规格、数量的一致性。

（3）复核所调配云南白药膏的批号、有效期及包装的完整性。

6. 发药与用药交代技术

（1）发药时宜按处方顺序将云南白药膏唱付交于领药人，并交代本药为贴膏，外用，贴患处。

（2）交代领药人外用前须清洁皮肤表面。

（3）交代领药人，孕妇应避免使用，对胶布、本药过敏者不宜使用，皮肤及黏膜破溃、化脓处不宜使用。

（4）交代领药人，贴膏一次贴于皮肤的时间应少于12小时，如使用中发生皮肤发红、瘙痒等轻微反应时，应立即停用。若出现皮肤以外的全身不适，应及时就医。

（5）交代领药人，过敏体质者、有皮肤病者慎用。

（6）交代领药人，用药宜在14天内，如用药超过14天应向医师咨询。

（7）交代领药人，本品宜密闭、置阴凉处（不超过20℃）保存，药品性状发生改变时需及时停用。

7. 用药监测技术

（1）用药前仔细询问并核对处方上的过敏史。

（2）监测患者用药期间用药部位是否发生皮肤破损，是否出现过敏现象及其他不良反应，若出现，立即停药。

（3）获知或发现不良反应后，及时分析与上报，填写不良反应监测表。

（4）监测应用时的操作是否正规。

8. 处方点评技术

（1）点评处方书写的规范性。

（2）点评处方适应证是否涉及跌打损伤、瘀血肿痛、风湿疼痛，是否皮肤或黏膜有破溃、化脓的情况。

（3）点评给药途径是否为外用，用法用量、药物相互作用、配伍禁忌等是否符合药品说明书及相关药品标准规定。

（4）点评患者是否为孕妇。

（5）点评患者是否在同时使用具有活血散瘀、消肿止痛、祛风除湿功效的其他外用膏剂，是否出现重复用药现象。

（6）判断联合用药情况是否合理。

9. 药物警戒技术

（1）宜早期发现云南白药膏的不良反应及其药物相互作用。结合云南白药膏的说明书内容，警戒已知或未知（新发）的不良反应以及相互作用的情况。

（2）警戒云南白药膏不良反应的发生率和动态变化，对云南白药膏进行风险或效益定量评估和分析，及时将信息进行反馈与上报，为药品的安全、有效使用提供依据。

（3）结合循证医学证据，逐渐完善说明书中云南白药膏的警戒内容，适时补充至医院处方管理系统，完善安全用药信息。

（二）马应龙八宝眼膏

1. 采购验收技术

（1）依据医疗机构药事管理与药物治疗学管理委员会制定的中成药目录，同时按照2020年版《中华人民共和国药典》成方制剂和单位制剂目录采购马应龙八宝眼膏。

（2）选择资质齐全、供货及时、渠道规范的药品生产企业或药品批发企业采购药品。

（3）依据急诊抢救用药实际情况，及时按需采购。

（4）购进药品到库后，认真验收票、账（清）单、货三者相符性，做好药品质量验收记录并对药品外观抽样检查，记录保存至超过药品有效期1年，总保存时间不少于3年。

（5）检查药品标签和说明书、批准文号、注册商标、有效期等，拒收药品文件不规范和近效期药品。

2. 库存管理技术

（1）按照马应龙八宝眼膏说明中规定的要求，遮光、密封保存。遵守2020年版《中华人民共和国药典》中的性状项标准实施定期检查，查验贮藏条件、效期。加强近效期药品管理，避免药品过期，严禁使用过期药品。

（2）货柜以贮存3～7天调剂用量为宜。若大型中医医院存在就诊人次较多的情况，应根据销量及时给予补充，对短缺品种及时登记，随时整理药品，补充所耗品种，以备调剂使用。

3. 处方审核技术

（1）审核处方的合法性与完整性，对于不合格的处方，拒绝调配。

（2）审核药品的名称、规格、剂量、药品与临床诊断的相符性。核对马应龙八宝眼膏的药名、规格、剂量，临床诊断是否涉及风火上扰所致的眼睛红肿痛痒、流泪、眼睑红烂。

（3）审核马应龙八宝眼膏的用法为外用。

（4）审核马应龙八宝眼膏的用药禁忌，孕妇避免使用，运动员慎用。

4. 处方调配技术

（1）调配前审核处方，谨防相似药品名称的混淆。严格核对处方中马应龙八宝眼膏的名称、规格、数量，明确适应证为风火上扰所致的眼睛红肿痛痒、流泪。

（2）调配处方时宜依照“四查十对”规则进行。

（3）调配过程中严格查看药品的有效期，包装破损应及时报损，不予调配使用。

（4）调配后打印用药指导单，将马应龙八宝眼膏的用药指导单贴在包装外侧，急危重症外用膏剂中成药的标签颜色宜与其他药品做警示区别。调配人员应在处方规定处签字或盖章，当日处方装订留存以备复查。

5. 处方复核技术

（1）复核处方的诊断与说明书的一致性。

（2）复核所调配马应龙八宝眼膏与处方药名、规格、数量的一致性。

（3）复核所调配马应龙八宝眼膏的批号、有效期及包装的完整性。

6. 发药与用药交代技术

（1）发药时宜按处方顺序将马应龙八宝眼膏唱付交于领药人，并交代本药为软膏，外用，点入眼睑内，一日2～3次，不可口服。

（2）交代领药人，用于化脓性睑缘炎有脓点、疮点时，应清洁创面后涂敷。

（3）交代领药人，孕妇避免使用，运动员慎用。

（4）交代领药人，如与其他眼药同用，应间隔1小时。

（5）交代领药人，使用后无明显沙涩磨痛方可继续使用。

（6）交代领药人，忌食辛辣油腻食物。

（7）交代领药人，本品宜置遮光、凉暗处密闭保存，药品性状发生改变时需及时停用。

7. 用药监测技术

（1）用药前仔细询问或核对处方上的过敏史。

（2）监测患者用药期间是否出现过敏现象或其他不良反应，若出现，立即停药。

（3）获知或发现不良反应后，及时分析与上报，填写不良反应监测表。

（4）监测应用时的操作是否正规。

8. 处方点评技术

（1）点评处方书写的规范性。

（2）点评处方适应证是否涉及风火上扰所致的眼睛红肿痛痒、流泪、眼睑红烂。

（3）点评给药途径是否为外用，用法用量、药物相互作用、配伍禁忌等是否符合药品说明书及相关药品标准规定。

（4）点评患者是否为孕妇。

（5）点评患者是否在同时使用具有清热退赤、止痒去翳功效的其他外用眼膏，是否出现重复用药现象。

（6）判断联合用药情况是否合理。

9. 药物警戒技术

（1）宜早期发现马应龙八宝眼膏的不良反应及其药物相互作用。结合马应龙八宝眼膏的说明书内容，警戒已知或未知（新发）的不良反应以及相互作用的情况。

（2）警戒马应龙八宝眼膏不良反应的发生率和动态变化，对马应龙八宝眼膏进行风险或效益定量评估和分析，及时将信息进行反馈与上报，为药品的安全、有效使用提供依据。

（3）结合循证医学证据，逐渐完善说明书中马应龙八宝眼膏的警戒内容，适时补充至医院处方管理系统，完善安全用药信息。

（三）外用应急软膏

1. 采购验收技术

（1）依据医疗机构药事管理与药物治疗学管理委员会制定的中成药目录，同时按照2020年版《中华人民共和国药典》成方制剂和单位制剂目录采购外用应急软膏。

（2）选择资质齐全、供货及时、渠道规范的药品生产企业或药品批发企业采购药品。

（3）依据急诊抢救用药实际情况，及时按需采购。

（4）购进药品到库后，认真验收票、账（清）单、货三者相符性，做好药品质量验收记录并对药品外观抽样检查，记录保存至超过药品有效期1年，总保存时间不少于3年。

（5）检查药品标签和说明书、批准文号、注册商标、有效期等，拒收药品文件不规范和近效期药品。

2. 库存管理技术

（1）按照外用应急软膏说明中规定的要求，遮光、密封保存。按照2020年版《中华人民共和国药典》中的性状项标准实施定期检查，查验贮藏条件、效期。加强近效期药品管理，避免药品过期，严禁使用过期药品。

（2）货柜以贮存3～7天调剂用量为宜。若大型中医医院存在就诊人次较多的情况，应根据销量及时给予补充，对短缺品种及时登记，随时整理药品，补充所耗品种，以备调剂使用。

3. 处方审核技术

（1）审核处方的合法性与完整性，对于不合格的处方，拒绝调配。

（2）审核药品的名称、规格、剂量、药品与临床诊断的相符性。核对外用应急软膏的药名、规格、剂量，临床诊断是否涉及冻疮、Ⅰ～Ⅱ度烫伤、手足皲裂、擦挫伤。

（3）审核外用应急软膏的用法为外用。

（4）审核处方的使用注意事项、特殊人群用药。外用应急软膏孕妇慎用。

4. 处方调配技术

（1）调配前审核处方，谨防相似药品名称的混淆。严格核对处方中外用应急软膏的名称、规格、数量，明确适应证为冻疮、Ⅰ～Ⅱ度烫伤、手足皲裂、擦挫伤。

（2）调配处方时宜依照“四查十对”规则进行。

（3）调配过程中严格查看药品的有效期，包装破损应及时报损，不予调配使用。

（4）调配后打印用药指导单，将外用应急软膏的用药指导单贴在包装外侧，急危重症外用膏剂中成药的标签颜色宜与其他药品做警示区别。调配人员应在处方规定处签字或盖章，当日处方装订留存以备复查。

5. 处方复核技术

（1）复核处方的诊断与说明书的一致性。

（2）复核所调配外用应急软膏与处方药名、规格、数量的一致性。

（3）复核所调配外用应急软膏的批号、有效期及包装的完整性。

6. 发药与用药交代技术

（1）发药时宜按处方顺序将外用应急软膏唱付交于领药人，并交代本药为软膏，外用，涂于患处周围适量，不可口服。

（2）交代领药人外用前须清洁皮肤表面，涂药后不可用塑料薄膜覆盖，用毕洗手，尽量不接触眼睛、口腔等黏膜处。

（3）交代领药人如使用中出现粟粒样疹、小水泡或疼痛感，应减少药量至症状消失。

（4）交代领药人本品宜置阴凉处密闭保存，药品性状发生改变时需及时停用。

7. 用药监测技术

（1）用药前仔细询问或核对处方上的过敏史。

（2）监测患者用药期间是否出现过敏现象或其他不良反应，若出现，立即停药。

（3）获知或发现不良反应后，及时分析与上报，填写不良反应监测表。

（4）监测应用时的操作是否正规。

8. 处方点评技术

（1）点评处方书写的规范性。

（2）点评处方适应证是否涉及冻疮、Ⅰ～Ⅱ度烫伤、手足皲裂及擦挫伤。

（3）点评给药途径是否为外用，用法用量、药物相互作用、配伍禁忌等是否符合药品说明书及相关药品标准规定。

（4）点评患者是否在同时使用具有消肿、止痛、抗感染、促进伤口愈合功效的其他外用膏剂，是否出现重复用药现象。

（5）判断联合用药情况是否合理。

9. 药物警戒技术

（1）宜早期发现外用应急软膏的不良反应及其药物相互作用。结合外用应急软膏的说明书内容，警戒已知或未知（新发）的不良反应以及相互作用的情况。

（2）警戒外用应急软膏不良反应的发生率和动态变化，对外用应急软膏进行风险或效益定量评估和分析，及时将信息进行反馈与上报，为药品的安全、有效使用提供依据。

（3）结合循证医学证据，逐渐完善说明书中外用应急软膏的警戒内容，适时补充至医院处方管理系统，完善安全用药信息。

（崔一然　吴剑坤）

第六章 临床急危重症常用中成药调剂技术规范——胶囊剂

胶囊剂系指药物或与适宜辅料充填于空心硬胶囊或密封于软质囊材中制成的固体制剂，可分为硬胶囊、软胶囊（胶丸）、缓释胶囊、控释胶囊和肠溶胶囊，主要供口服用。胶囊剂调剂规范适用于各级、各类医疗机构的急诊科、重症医学科等为急危重症患者提供中成药胶囊剂调剂的药房，规定了医疗机构为临床急危重症患者提供中成药胶囊剂调剂的工作流程、基础建设、药师职责和技术要求。

一、调剂工作流程

临床急危重症中成药调剂应符合我国相关卫生及安全等各项规定。临床急危重症胶囊剂中成药调剂技术包括采购验收、库存管理、处方审核、处方调配、处方复核、发药与用药交代、用药监测、处方点评、药物警戒九项技术。药师应按照文件的技术内容调剂急危重症胶囊剂中成药：完善药品采购与验收、做好库存管理、认真审核处方、准确调配处方、仔细复核处方并进行发药交代、及时进行临床用药监测、点评处方并反馈、关注药物警戒等，详见图4。

二、重点调剂技术

此处只重点介绍药物警戒技术。

（1）胶囊剂因在胃肠道中分散快、吸收好，可作为急症患者临床用药，不同类型囊壳的制备方法存在差异，导致药物在体内的吸收速度不一，故应警戒胶囊壳因溶解时间不一致导致患者血药浓度波动以及药效达峰时间难以预测的情况。

（2）警戒胶囊剂组方配伍复杂与填充药物毒性成分的剂量问题。

（3）警戒各类型胶囊剂型用法用量问题。

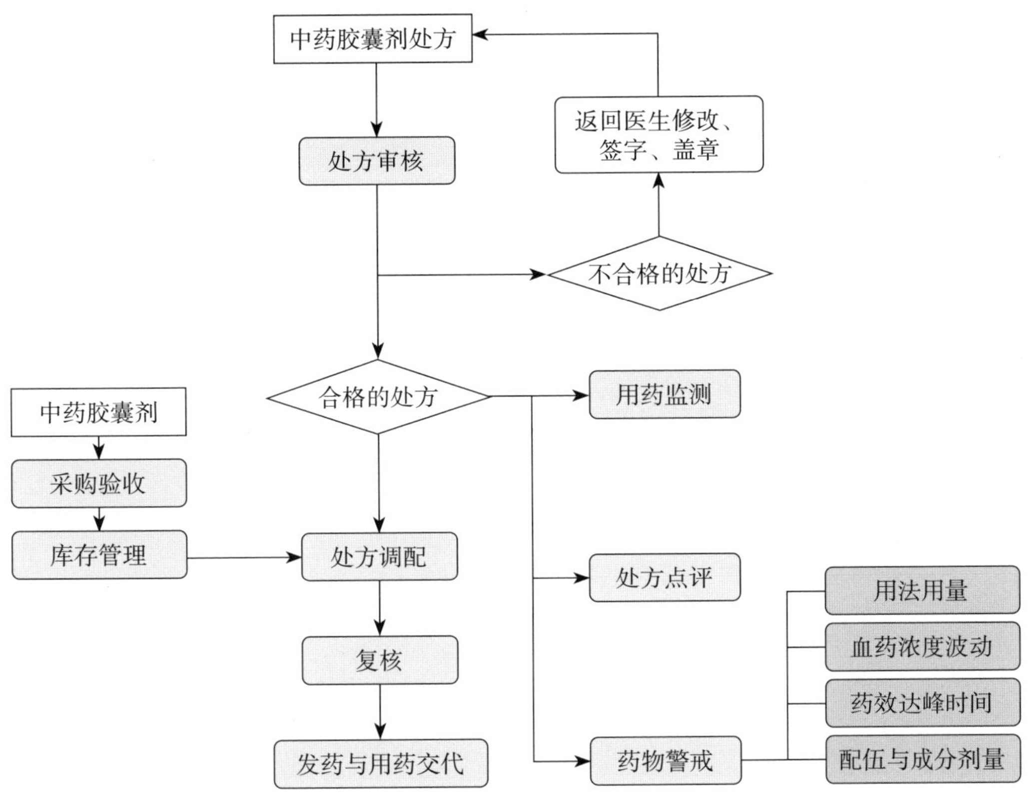

图4　临床急危重症常用胶囊剂中成药调剂技术规范流程图

三、代表药物示例

（一）通心络胶囊

1. 采购验收技术

（1）严格按照相关指导标准采购质量合格的通心络胶囊，选择有资质的供应商采购药品，根据实际临床需求量进行采购。

（2）通心络胶囊属于急危重症常用药品，必须有完整、真实的购进验收记录，购进验收记录必须保存至超过药品有效期1年，总保存时间不得少于3年。购进验收记录的内容包括：购进日期、经销企业名称、药品名称、规格、数量、生产批号、生产单位名称、批准文号、注册商标、有效期限或使用期限、验收人及质检情况等。

2. 库存管理技术

（1）药品保管人员按照药品标准中规定的密闭、置阴凉干燥处保存。定期检查通心络胶囊的贮藏环境是否发生变化，定期检查效期。

（2）货柜以贮存3～7天调剂用量为宜。若大型中医医院的就诊人次较多，调剂业务繁忙，应随时不断给予补充。调剂室应派专人，逐日检查药物的供应品种及数量情况，对短缺品种及时登记，随时整理药品，补充所耗品种，以备调剂使用。

3. 处方审核技术

（1）审核其功能为益气活血、通络止痛。处方临床诊断为冠心病心绞痛属心气虚乏、血瘀络阻证。

（2）审核通心络胶囊的药名，用法为口服。用量一次2～4粒，一日3次。

（3）审核患者是否有血小板减少或者其他高出血倾向的疾患；审核是否同时服用利伐沙班等抗凝药物，若有应通知医生调整处方或双签字盖章。

（4）审核是否同时使用其他含有水蛭的中成药（如：脉血康、血栓心脉宁、脑心通等）；审核当天是否同时开有中药饮片处方，且方剂组成与通心络胶囊成分有大量重复，或者方剂组成中含有其他毒性饮片（如附子、瓜蒂等）。如有上述情况，应通知医生调整处方或双签字盖章。

4. 处方调配技术

（1）保证被调配处方中通心络胶囊的名称、规格、数量正确，书写规范整齐，明确适应证为冠心病心绞痛属心气虚乏、血瘀络阻证。

（2）将通心络胶囊的用法用量贴在包装外侧，并且检查是否存在药品过期、破碎等不合格情况。

（3）调配完毕后，将通心络胶囊交给复核环节人员。

5. 处方复核技术

（1）核对所配药品与处方药名是否为通心络胶囊。

（2）核对所配通心络胶囊的剂量是否与处方相同。

6. 发药与用药交代技术

（1）在发药前，核对处方中书写的药名，询问清楚患者姓名、年龄、住院床号，核对处方姓名、年龄、住院床号，无误后方可将药物交付给患者或其家属。

（2）交代患者或家属本药为口服药，需按照说明书或医嘱服药，一次2～4粒，一日3次。

（3）交代出血性疾患者禁用，孕妇、妇女经期及阴虚火旺型中风患者禁用。

（4）交代患者用药期间饮食禁辛辣油腻、生冷海鲜。

7. 用药监测技术

（1）监测是否出现过敏反应。

（2）监测是否有出血反应。

（3）监测是否出现胃部不适。

（4）监测其他不良反应，若出现则及时停药，救治，并将不良反应上报。

8. 处方点评技术

（1）点评处方适应证是否为冠心病心绞痛属心气虚乏、血瘀络阻证。

（2）点评患者是否在同时服用具有益气活血、通络止痛功效的其他药物。

（3）点评用量是否超过一次4粒、一日3次。

9. 药物警戒技术

药学人员尽可能在早期发现通心络胶囊未知（新发）的严重不良反应和药物相互作用，监测药品不良反应的动态变化和发生率；对通心络胶囊的风险或效益进行定量评估和分析；及时将信息进行反馈与上报。

（二）痰热清胶囊

1. 采购验收技术

（1）严格按照相关指导标准采购质量合格的痰热清胶囊，选择有资质的供应商采购药品，根据实际临床需求量进行采购。

（2）痰热清胶囊属于急危重症常用药品，需有完整、真实的购进验收记录，购进验收记录必须保存至超过药品有效期1年，总保存时间不得少于3年。购进验收记录的内容包括：购进日期、经销企业名称、药品名称、规格、数量、生产批号、生产单位名称、批准文号、注册商标、有效期限或使用期限、验收人及质检情况等。

2. 库存管理技术

（1）药品保管人员按照药品标准中规定的密闭、置阴凉干燥处保存。定期检查痰热清胶囊的贮藏环境是否发生变化，定期检查效期。

（2）货柜以贮存3～7天调剂用量为宜。若大型中医医院的就诊人次较多，调剂业务繁忙，应随时不断给予补充。调剂室应派专人，逐日检查药物的供应品种及数量情况，对短缺品种及时登记，随时整理药品，补充所耗品种，以备调剂使用。

3. 处方审核技术

（1）审核其功效为清热、化痰、解毒。用于风温肺热病属风热袭肺证，症见发热、恶风、咳嗽、咯痰，或咽痛、流涕、口干等。

（2）核对痰热清胶囊的药名，用法为口服。用量一次3粒，每日3次。一疗程7天。

（3）审核配伍禁忌：查看和询问患者是否同时服用维生素C、洋地黄类强心苷、普萘洛尔、氟苯哌苯醚、地高辛等，以及一些抗过敏药物（氯雷他定、西替利嗪等），如有则通知医生，看是否调整处方或注意服用时间。查看和询问是否同时服用中药饮片处方，如有则需观察处方中是否有与本胶囊成分重复的药物，防止重复用药或过量服用寒凉药，以免损伤脾胃。

（4）重复用药审核：审核病人同日处方中是否使用相同或相似功效的中成药；审核当天是否同时开有中药饮片处方，且方剂组成与痰热清胶囊成分有大量重复；如有上述情况，通知医生调整处方或双签字盖章。

4. 处方调配技术

（1）保证被调配处方中痰热清胶囊的名称、规格、数量正确，书写规范整齐，明确适应证为气虚血滞、脉络瘀阻所致证型。

（2）准确调配处方书写的数量。将痰热清胶囊的用法用量贴在包装外侧，并且检查是否存在药品过期、破碎等不合格情况。

（3）调配完毕后，由复核人员进行复核。

5. 处方复核技术

（1）核对所配药品与处方药名是否为痰热清胶囊。

（2）核对所配痰热清胶囊的剂量是否与处方相同。

6. 发药与用药交代技术

（1）在发药前，核对处方中书写的药名，询问清楚患者姓名、年龄、住院床号，核对处方姓名、年龄、住院床号，无误后方可将药物交付给患者或其家属。

（2）交代患者或家属本药为口服药，需按照说明书或医嘱服药，一次3粒，一日3次。

（3）交代对本品及所含成分过敏者禁用。

（4）交代妊娠属气虚胎元不固者、脾胃虚弱及过敏体质者慎用。

（5）交代本品宜饭后服用，患者用药期间饮食禁辛辣油腻、生冷海鲜。

7. 用药监测技术

（1）监测是否出现过敏反应。

（2）监测是否出现腹胀反应。

（3）监测其他不良反应，若出现则及时停药，救治，并将不良反应上报。

8. 处方点评技术

（1）点评处方适应证是否为风温肺热病属风热袭肺证。

（2）点评患者是否在同时服用具有清热解毒功效的其他药物。

（3）点评用量是否超过一次3粒、一日3次。

9. 药物警戒技术

药学人员尽可能在早期发现痰热清胶囊未知（新发）的严重不良反应和药物相互作用，监测药品不良反应的动态变化和发生率；对痰热清胶囊的风险或效益进行定量评估和分析；及时将信息进行反馈与上报。

（三）祖卡木胶囊

1. 采购验收技术

（1）严格按照相关指导标准采购质量合格的祖卡木胶囊，选择有资质的供应商采购药品，根据实际临床需求量进行采购。

（2）祖卡木胶囊属于急危重症常用药品，需有完整、真实的购进验收记录，购进验收记录必须保存至超过药品有效期1年，总保存时间不得少于3年。购进验收记录的内容包括：购进日期、经销企业名称、药品名称、规格、数量、生产批号、生产单位名称、批准文号、注册商标、有效期限或使用期限、验收人及质检情况等。

2. 库存管理技术

（1）药品保管人员按照药品标准中规定的密闭、置阴凉干燥处保存。定期检查祖卡木胶囊的贮藏环境是否发生变化，定期检查效期。

（2）货柜以贮存3～7天调剂用量为宜。若大型中医医院的就诊人次较多，调剂业务繁忙，应随时不断给予补充。调剂室应派专人，逐日检查药物的供应品种及数量情况，对短缺品种及时登记，随时整理药品，补充所耗品种，以备调剂使用。

3. 处方审核技术

（1）审核其功效为调节异常气质，清热、发汗、通窍。用于感冒咳嗽、发热无汗、咽喉肿痛、鼻塞流涕等。

（2）核对祖卡木胶囊的药名，用法为口服。用量一次4粒，每日3次。

（3）审核配伍禁忌：查看和询问患者是否同时服用含有大黄、罂粟壳的中成药，如有则通知医生，看是否调整处方或注意服用时间；查看和询问是否同时服用中药饮片处方，如有则需观察处方中是否有与本胶囊成分重复的药物。

（4）重复用药审核：审核病人同日处方中，是否使用相同或相似功效的中成药；审核当天是否同时开具中药饮片处方，且方剂组成与祖卡木胶囊成分有大量重复；如有上述情况，通知医生调整处方或双签字盖章。

4. 处方调配技术

（1）保证被调配处方中祖卡木胶囊的名称、规格、数量正确，书写规范整齐，明确适应证为气虚血滞、脉络瘀阻所致证型。

（2）准确调配处方书写的数量。将祖卡木胶囊的用法用量贴在包装外侧，并且检查是否存在药品过期、破碎等不合格情况。

（3）调配完毕后，由复核人员进行复核。

5. 处方复核技术

（1）核对所配药品与处方药名是否为祖卡木胶囊。

（2）核对所配祖卡木胶囊的剂量是否与处方相同。

6. 发药与用药交代技术

（1）在发药前，核对处方中书写的药名，询问清楚患者姓名、年龄、住院床号，核对处方姓名、年龄、住院床号，无误后方可将药物交付给患者或其家属。

（2）交代患者或家属本药为口服药，需按照说明书或医嘱服药，一次4粒，一日3次。

（3）交代儿童、孕妇、哺乳期妇女禁用。

（4）交代本品不宜久服，运动员慎用。

7. 用药监测技术

（1）监测是否出现过敏反应。

（2）监测是否出现腹泻反应。

（3）监测其他不良反应，若出现则及时停药，救治，并将不良反应上报。

8. 处方点评技术

（1）点评处方适应证是否为感冒咳嗽、发热无汗、咽喉肿痛、鼻塞流涕。

（2）点评患者是否在同时服用具有清热发汗功效的其他药物，是否同时服用含有罂粟壳的中成药或中药处方。

（3）点评用量是否超过一次4粒，一日3次。

9. 药物警戒技术

药学人员尽可能在早期发现祖卡木胶囊未知（新发）的严重不良反应和药物相互作用，监测药品不良反应的动态变化和发生率；对祖卡木胶囊的风险或效益进行定量评估和分析；及时将信息进行反馈与上报。

（赵学龙　朱晓慧）

第七章 临床急危重症常用中成药调剂技术规范——颗粒剂

颗粒剂系指原料药和适宜的辅料混合制成具有一定粒度的干燥颗粒状制剂。颗粒剂调剂规范适用于各级、各类医疗机构的急诊科、重症医学科等为急危重症患者提供中成药颗粒剂调剂的药房，规定了医疗机构为临床急危重症患者提供中成药颗粒剂调剂的工作流程、基础建设、药师职责和技术要求。

一、调剂工作流程

临床急危重症中成药调剂应符合我国相关卫生及安全等各项规定。临床急危重症颗粒剂中成药调剂技术包括采购验收、库存管理、处方审核、处方调配、处方复核、发药与用药交代、用药监测、处方点评、药物警戒九项技术。药师应按照技术要求调剂急危重症颗粒剂中成药：完善药品采购与验收、做好库存管理、认真审核处方、准确调配处方、仔细复核处方并进行发药交代、及时进行临床用药监测、点评处方并反馈、关注药物警戒等，详见图5。

二、重点调剂技术

（一）采购验收技术

（1）依据医疗机构药事管理与药物治疗学管理委员会制定的中成药目录，采购临床急危重症颗粒剂中成药。

（2）选择资质齐全、供货及时、渠道规范的药品生产企业或药品批发企业采购药品。

（3）依据急诊抢救用药的实际情况，及时按需采购。

（二）库存管理技术

（1）按照药品包装或说明书中规定的储存温度、湿度进行保存贮藏。采取必要的冷藏、防冻、防潮、避光、通风、防火、防虫、防鼠等措施，保证药品质量。

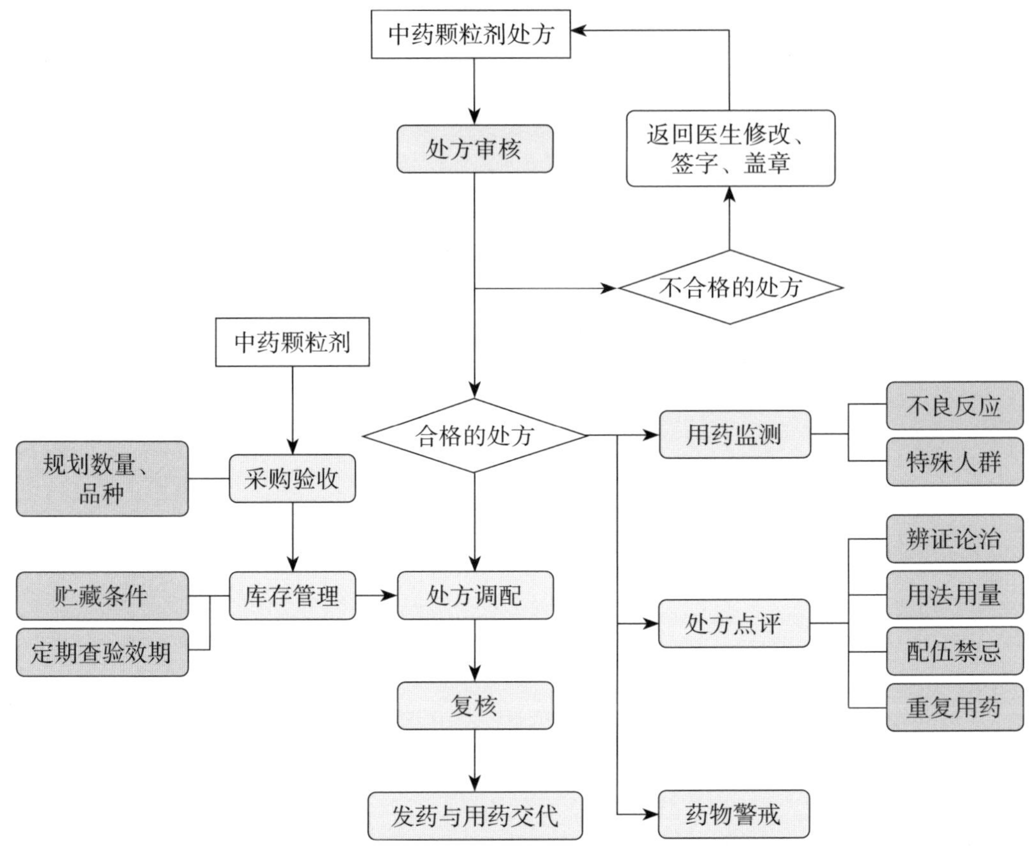

图5　临床急危重症常用颗粒剂中成药调剂技术规范流程图

（2）按照2020年版《中华人民共和国药典》中的性状项与检查项标准实施定期检查，查验贮藏条件、效期。医疗机构宜用计算机系统对库存药品的有效期进行自动跟踪和控制，采取近效期预警及超过有效期自动锁定等措施，防止过期药品销售。发现过期或失效药品应填写“药品退库记录表”，由药库保管员与实物核对。

（3）每周检查急危重症中成药的供应品种及数量情况，及时补充登记，以备调配。

（三）用药监测技术

（1）用药前仔细询问患者并核对处方上的过敏史，若患者用药后出现不良反应，及时分析与上报，填写《药品不良反应/事件报告表》。

（2）临床急危重症常用颗粒剂中成药可以作为患者的长期用药，使用时需重点监测特殊人群（老年人、婴幼儿、孕产妇、肝肾功能不全者）的用药情况。

（3）重点监测由于患者昏迷而采用鼻饲等非常规给药途径的患者用药后的反应，及时发现异常情况并按相应流程处理。

（四）处方点评技术

（1）点评处方书写的规范性，处方中药品的适应证与诊断是否相符，药物遴选是否符合安全、有效、经济、适当原则。

（2）定期公布处方点评结果，通报不合理处方，对不合理处方进行汇总和综合分析评价，提出质量改进建议。

（3）点评给药途径、用法用量、药物相互作用、配伍禁忌等是否符合药品说明书及相关药品标准规定。

（4）重点点评特殊人群（肝肾功能不全者、孕产妇、婴幼儿、老年患者）的用药遴选及剂量、疗程等问题。

三、代表药物示例

代表药物选择连花清瘟颗粒与稳心颗粒。稳心颗粒经大量循证医学证明疗效显著，广泛用于治疗各种类型的房颤，能减少西药在抗心律失常过程中可能发生的不良反应。连花清瘟组方强调“清瘟”，对于近年来爆发的多起病毒性传染病，例如新型冠状病毒肺炎、流感、婴幼儿的手足口病、病毒性肺炎等，均表现出对病毒感染类疾病病原体（病毒）具有明显抑制作用。

（一）连花清瘟颗粒

1. 采购验收技术

（1）按照各机构《药品处方集》《基本用药供应目录》和药品采购工作流程，按规定购入药品。

（2）连花清瘟颗粒属于急危重症常用药品，采购量需根据实际临床需求量制定。

（3）建立完整、真实的药品购进验收记录，验收内容包括：药品名称、规格、数量、生产批号、有效期、生产单位名称、批准文号、注册商标、药品包装、外观、合格证等。购进记录应有下列内容：日期、药品名称、生产厂家、生产批号、数量、质量、验收人、备注。记录保存至超过药品有效期1年，总保存时间不少于3年。

2. 库存管理技术

（1）密封、置于阴凉干燥处（不超过20℃）保存。采取必要的冷藏、防冻、防潮、避光、通风、防火、防虫、防鼠等措施，保证药品质量。

（2）连花清瘟颗粒属于急危重症常用药品，可建立相应特殊标识。按照2020年版《中华人民共和国药典》中的性状项与检查项标准实施定期检查，查验其外观、包装，确保药品为密封状态，同时检查有效期，并做好库房保管记录。

（3）根据医疗机构的临床用量和周转率等实际情况，科学设置药库、药房的库存上下限，设置库存下限自动报警或人工巡查制度，确保临床用药的连续性。

3. 处方审核技术

（1）审核连花清瘟颗粒的功能主治为清瘟解毒、宣肺泄热。中医诊断应为感冒属热毒袭肺证或卫气同病证、肺失宣降证、风热证。

（2）审核连花清瘟颗粒的药名，其规格为每袋6克，用法为口服。用量为一次1袋，一日3次，或者根据患者的病情，适当调整处方的用药频次、剂量，但是考虑急危重症患者体质较弱，且多为老年人，易发生不良反应，应加强用药监测。超出说明书用药剂量则需要医生双签名。

（3）本方含甘草，审核勿与含有甘遂、大戟、海藻、芫花的成方或饮片联用。本方含麻黄，审核勿与降压药、镇静催眠药、氨茶碱、单胺氧化酶抑制剂、强心药等药物联用，以及不推荐与四环素类、大环内酯类抗生素联用。

（4）审核患者是否为运动员。

（5）审核对本药或组成成分过敏者禁用。

4. 处方调配技术

（1）确认处方中连花清瘟颗粒的名称、规格、数量，谨防相似药品名称的混淆。

（2）准确调配处方书写的数量，检查药品是否存在过期、破损等不合格情况。

（3）调配后按规定粘贴标签，急危重症中成药标签的颜色宜与其他药品做警示区别，调配人员应在处方规定处签字或盖章，当日处方装订留存以备复查。

（4）调配完毕后，将连花清瘟颗粒交付给复核人员。

5. 处方复核技术

（1）复核所配药品名称与处方药名是否一致，是否为连花清瘟颗粒。

（2）复核所配连花清瘟颗粒的规格、数量是否与处方相同，核对提示标签的内容是否正确。

6. 发药与用药交代技术

（1）在发药前，核对患者姓名、年龄、药品名称，并询问患者过敏史，确保患者对本药无过敏史。

（2）交代患者或家属本药为口服药，需按照说明书或医嘱服药，一次1袋，一日3次，需温开水冲服后服用，不得直接口服；用前请将药液充分搅匀，勿将杯底药粉丢弃。

（3）交代患者可能出现的不良反应多表现在胃肠道不良反应，如恶心、腹泻、呕吐、腹痛、腹胀等，另外还可能出现皮疹、瘙痒、头晕等。

（4）交代患者本药不宜长期服用，运动员、高血压患者、心脏病患者慎用。脾胃虚寒便溏者慎用。

（5）交代患者用药期间不宜同时服用滋补性中药，忌烟酒及辛辣、生冷、油腻食物。

7. 用药监测技术

（1）临床药师可监测住院患者在用药期间是否出现不良反应，药物咨询门诊的药师及调剂岗位的药师可监测门诊患者用药期间是否有不良反应，若出现，则应及时停药并救治，详细记录不良反应，分析原因并及时处理，填写《药品不良反应/事件报告表》并立即上报。

（2）监测老人、儿童、孕妇、肝肾功能异常者等特殊人群的治疗用药情况，发现异常时，立即停药并且采取救治措施，同时加强用药监护。

8. 处方点评技术

（1）点评处方诊断是否为流行性感冒、急性咽炎、上呼吸道感染、社区获得性肺炎、发热伴血小板减少综合征等。

（2）点评患者是否同时服用其他治疗热毒袭肺证的流行性感冒、急性咽炎、上呼吸道感染等疾病的其他药物。

（3）点评用量是否超过一次1袋，一日3次。

（4）点评处方是否存在配伍禁忌：是否与含有甘遂、大戟、海藻、芫花的成方或饮片联用；是否与降压药、镇静催眠药、氨茶碱、单胺氧化酶抑制剂、强心药等药物联用；不推荐与四环素类、大环内酯类抗生素联用。

（5）点评患者是否为运动员、高血压患者、心脏病患者等禁忌人群。

9. 药物警戒技术

（1）警戒急危重症中成药未知（新发）的严重不良反应和其他联合用药的相互作用，及时将信息反馈并采取相应救治措施，及时上报药品不良反应，充分挖掘药物警戒信号。

（2）根据实际情况开展主动监测，对连花清瘟颗粒的风险或效益进行定性、定量分析。

（二）稳心颗粒

1. 采购验收技术

（1）按照各机构《药品处方集》《基本用药供应目录》和药品采购工作流程，按规定购入药品。

（2）稳心颗粒属于急危重症常用药品，采购量需根据实际临床需求量制定。

（3）建立完整、真实的药品购进验收记录，验收内容包括：药品名称、规格、数量、生产批号、有效期、生产单位名称、批准文号、注册商标、药品包装、外观、合格证等。购进记录应有下列内容：日期、药品名称、生产厂家、生产批号、数量、质量、验收人、备注。记录保存至超过药品有效期1年，总保存时间不少于3年。

2. 库存管理技术

（1）密封，置于常温环境存储。采取必要的冷藏、防冻、防潮、避光、通风、防火、防虫、防鼠等措施，保证药品质量。

（2）稳心颗粒属于急危重症常用药品，可建立相应特殊标识。按照2020年版《中华人民共和国药典》中的性状项与检查项标准实施定期检查，检查稳心颗粒的外观、包装，确保药品为密封状态，同时检查有效期，并做好库房保管记录。

（3）根据医疗机构的临床用量和周转率等实际情况，科学设置药库、药房的库存上下限，设置库存下限自动报警或人工巡查制度，确保临床用药的连续性。

3. 处方审核技术

（1）审核处方的功能主治为益气养阴、活血化瘀。中医诊断包括气阴两虚证、心脉瘀阻证之心悸、怔忡；西医诊断为室性早搏、房性早搏。

（2）审核稳心颗粒药名，其规格为每袋9克或每袋5克（无蔗糖），用法为开水冲服。用量为一次1袋，一日3次，或者根据患者的病情，适当调整处方的用药频次、剂量，但是考虑急危重症患者体质较弱，且多为老年人，易发生不良反应，应加强用药监测。超出说明书用药剂量则需要医生双签名。

（3）审核联合用药情况：本药含党参，不宜与含藜芦的成方联用。

（4）审核禁忌：对本药或组成成分过敏者、缓慢性心律失常患者禁用。

（5）审核患者是否为孕妇。

4. 处方调配技术

（1）确认处方中稳心颗粒的名称、规格、数量，谨防相似药品名称的混淆。

（2）准确调配处方书写的数量，检查药品是否存在过期、破损等不合格情况。

（3）调配后按规定粘贴标签，急危重症中成药标签的颜色宜与其他药品做警示区别，调配人员应在处方规定处签字或盖章，当日处方装订留存以备复查。

（4）调配完毕后，将稳心颗粒交付给复核人员。

5. 处方复核技术

（1）复核所配药品名称与处方药名是否一致，是否为稳心颗粒。

（2）复核所配稳心颗粒的规格、数量是否与处方相同，核对提示标签内容是否正确。

6. 发药与用药交代技术

（1）在发药前，核对患者姓名、年龄、药品名称，确认无误，并询问患者过敏史和孕产情况，确保患者非孕妇及对本药无过敏史。

（2）询问患者不存在缓慢性心律失常情况。

（3）交代患者本药为口服药，需按照说明书或医嘱服药，一次1袋，一日3次，需开水冲服，不得直接口服，服用前将药液充分搅匀，勿将杯底药粉丢弃。

（4）交代患者可能出现的不良反应多表现在神经系统、胃肠道、皮肤，具体表现为头晕、头痛、恶心、呕吐、腹胀、腹痛、腹泻、皮疹、瘙痒、胸闷等，若出现则及时停药就医。

（5）交代患者缓慢性心律失常者禁用，孕妇慎用。用药期间忌烟酒、浓茶。表实邪盛无瘀滞者慎用。

7. 用药监测技术

（1）临床药师可监测住院患者在用药期间是否出现不良反应，药物咨询门诊的药师及其调剂岗位的药师可监测门诊患者用药期间是否有不良反应。若出现，则应及时停药并救治，详细记录不良反应，分析原因并及时处理，填写《药品不良反应/事件报告表》并立刻上报。

（2）监测老人、儿童、孕妇、肝肾功能异常者等特殊人群的治疗用药情况，发现异常时，立即停药并且采取救治措施，同时加强用药监护。

8. 处方点评技术

（1）点评处方诊断是否为室性早搏、房性早搏、心律失常、心悸、怔忡等。

（2）点评患者是否同时在服用其他治疗气阴两虚型心律失常的药物。

（3）点评用量是否超过一次1袋，一日3次。

（4）点评处方是否存在配伍禁忌：是否与含藜芦的成方或饮片联用。

（5）点评患者是否为孕妇以及哺乳期妇女、气阴两虚型心律失常者，是否为有过敏史或缓慢性心律失常等禁忌人群。

9. 药物警戒技术

（1）警戒稳心颗粒未知（新发）的严重不良反应和其他药物联用产生的相互作用，及时将信息反馈并采取相应救治措施，及时上报药品不良反应，充分挖掘药物警戒信号。

（2）根据实际情况开展主动监测，对稳心颗粒的风险或效益进行定性、定量分析。

（林晓兰）

第八章 临床急危重症常用中成药调剂技术规范——口服液

口服液系指原料药物溶解于适宜溶剂中制成的供口服的澄清液体制剂。口服液调剂规范适用于各级、各类医疗机构的急诊科、重症医学科等为急危重症患者提供中成药口服液调剂的药房，规定了医疗机构为临床急危重症患者提供中成药口服液调剂的工作流程、基础建设、药师职责和技术要求。

一、调剂工作流程

临床急危重症中成药调剂应符合我国相关卫生及安全等各项规定。临床急危重症口服液中成药调剂技术包括采购验收、库存管理、处方审核、处方调配、处方复核、发药与用药交代、用药监测、处方点评、药物警戒九项技术。药师应按照本文件的技术内容调剂急危重症口服液中成药：完善药品采购与验收、做好库存管理、认真审核处方、准确调配处方、仔细复核处方并进行发药交代、及时进行临床用药监测、点评处方并反馈、关注药物警戒等，详见图6。

二、重点调剂技术

（一）采购验收技术

（1）按照医疗机构药事管理与药物治疗学管理委员会制定的中成药目录，以及2020年版《中华人民共和国药典》目录，采购临床急危重症常用口服液中成药。

（2）选择资质齐全、供货及时、渠道规范的药品生产企业或药品批发企业采购药品。

（3）购进药品到库后，应认真验收票、账（单）、货三者的相符性，做好药品质量验收记录并对药品外观进行抽样检查，记录保存至超过药品有效期1年，总保存时间不少于3年。

（4）按照急诊抢救用药的实际情况，及时按需购买。

（5）检查药品标签和说明书、批准文号、注册商标、有效期，拒收不规范文件

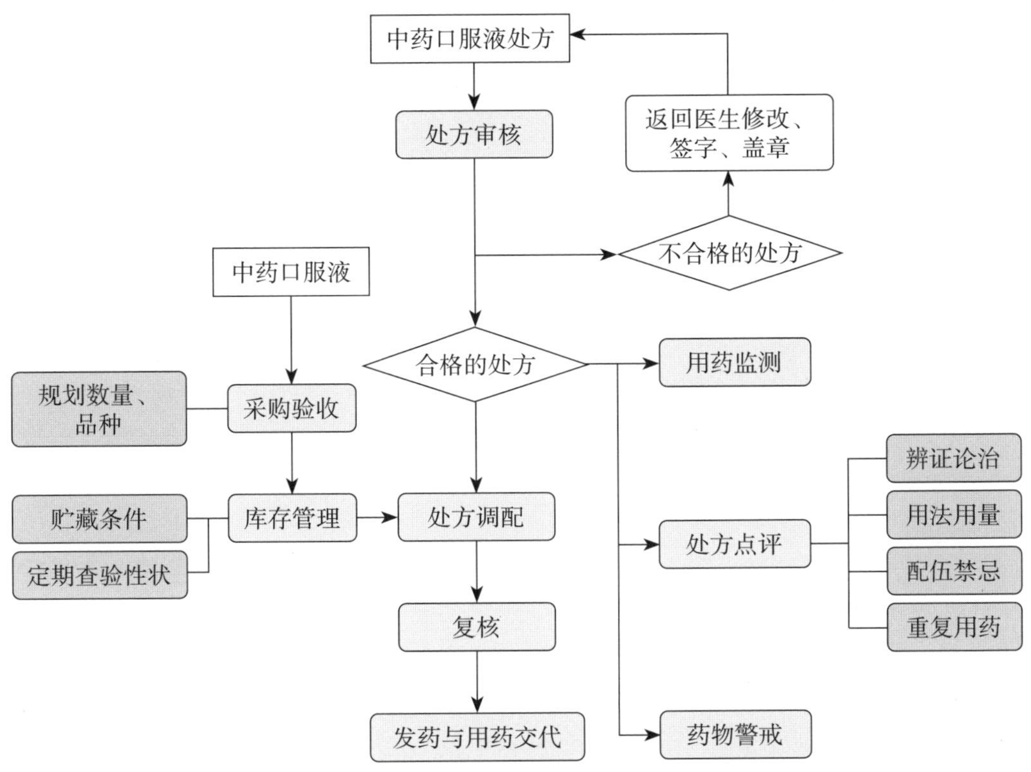

图6　临床急危重症常用口服液中成药调剂技术规范流程图

和近效期药品。

（二）库存管理技术

（1）按照药品包装或药品说明书中规定的储存温度、湿度进行保存贮藏。采取必要的冷藏、防冻、防潮、避光、通风、防火、防虫、防鼠等措施，保证药品质量。

（2）宜将急危重症口服液中成药与其他药品分开、分类存放。将过期、变质、被污染等药品放置在不合格库（区）。

（3）按照2020年版《中华人民共和国药典》中的性状项与检查项标准实施定期检查，查验贮藏环境、效期。对有效期在6个月内的药品及时进行退货处理。

（4）逐日检查急危重症口服液中成药的供应品种及数量情况，及时补充登记，以备调配。

（5）口服液为液体分散体系，分散系统较为复杂，保持成分稳定性为库存管理的重点监测方向，需按照药品标准中规定的密封、置阴凉干燥处保存。

（三）处方点评技术

（1）点评处方书写的规范性。

（2）点评处方中的药品适应证与诊断是否相符，药物遴选是否符合安全、有效、经济、适当原则。

（3）点评给药途径、用法用量、药物相互作用、配伍禁忌等是否符合药品说明书及相关药品标准规定。

（4）重点点评特殊人群（老年人、婴幼儿、孕产妇、肝肾功能不全者）的用药遴选及剂量、疗程等问题。

三、代表药物示例

临床急危重症口服液中成药选取芩香清解口服液、清开灵口服液、藿香正气口服液为示范性药物。

（一）芩香清解口服液

1. 采购验收技术

（1）按照各医疗机构药事管理与药物治疗学管理委员会制定的中成药目录采购芩香清解口服液。

（2）选择资质齐全、供货及时、渠道规范的药品批发企业采购药品。

（3）芩香清解口服液属于急危重症常用药品，必须有完整、真实的购进验收记录。购进药品到库后，认真验收票、账（单）、货三者的相符性，做好药品质量验收记录并对药品外观进行抽样检查。购进验收记录必须保存至超过药品有效期1年，总保存时间不得少于3年。

（4）依据实际临床需求量及时进行采购。

（5）检查药品标签和说明书、批准文号、注册商标、有效期，拒收不规范文件和近效期药品。

2. 库存管理技术

（1）按照芩香清解口服液药品说明书中规定的储存温度、湿度进行保存贮藏。芩香清解口服液为液体分散体系，分散系统较为复杂，保持成分稳定性为库存管理的重点监测方向，需按照药品标准中规定的密封、置阴凉干燥处保存。采取必要的防冻、防潮、避光、通风、防火、防虫、防鼠等措施，保证药品质量。

（2）宜将芩香清解口服液等急危重症口服液中成药与其他药品分开存放，且要分类存放。将过期、变质、被污染等药品放置在不合格库（区）。

（3）按照2020年版《中华人民共和国药典》中的性状项与检查项标准实施定期检查，查验贮藏环境、效期。对有效期在6个月内的药品及时进行退货处理。

（4）货柜以贮存3～7天调剂用量为宜。若大型中医医院的就诊人次较多，调剂业务繁忙，应随时不断给予补充。调剂室应派专人，逐日检查药物的供应品种及数量情况，对短缺品种及时登记，随时整理药品，补充所耗品种，以备调剂使用。

3. 处方审核技术

（1）审核处方的合法性与完整性，对于伪造或篡改的处方，拒绝调配。

（2）审核药品的名称、规格、剂量、剂型与临床诊断的相符性。核对芩香清解口服液的药名，规格为10mL每支。用量为：6个月至3岁，一次5mL；3～7岁，一次10mL；7～14岁，一次15mL。一日3次。审核患者是否为小儿，临床诊断应为小儿上呼吸道感染表里俱热证。

（3）审核处方中的配伍禁忌、用法用量、剂型与给药途径。芩香清解口服液的用法为口服，用量应遵循说明书。

（4）审核处方的特殊人群用药、中西药联合用药情况等是否合理。

（5）对本品过敏者禁用，过敏体质者慎用。

4. 处方调配技术

（1）慎读处方，谨防相似药品名称的混淆。明确用药意图，防止同名异物药品误用情况。保证被调配处方中芩香清解口服液的名称、规格、数量正确，书写规范整齐。

（2）调剂处方时宜依照“四查十对”规则进行。

（3）调配过程中宜查看药品性状与有效期，针对包装破损、药品颜色性状等发生不合理变化的情况及时报损，不予调配使用。如整包装被拆分使用时，剩余药品包装盒不宜封口，应敞开摆放回原位，并保留原包装和说明书。

（4）调配后按规定粘贴标签，将芩香清解口服液的用法用量贴在包装外侧，标签颜色宜与其他药品做警示区别。调配人员应在处方规定处签字或盖章，当日处方装订留存以备复查。

（5）调配完毕后，将芩香清解口服液交付给复核环节人员。

5. 处方复核技术

（1）复核处方的临床诊断与说明书的一致性。

（2）复核芩香清解口服液的药品名称、规格、数量与处方开具的一致性。

（3）复核药品质量是否合格，包装应无污损、无渗漏。

（4）复核药品有效期，保证无过期药品。

6. 发药与用药交代技术

（1）在发药前，核对处方中书写的药名，询问清楚患者姓名、年龄、住院床号，核对处方姓名、年龄、住院床号，无误后方可将药物按处方顺序唱付交于取药者。

（2）交代取药者本药为口服药，需按照说明书或医嘱的用法用量服药；本品性状发生改变时禁止服用。

（3）发药时宜进行用药指导，包括药品名称、功能主治、给药途径、用药剂量、间隔及疗程、注意事项、配伍禁忌、用药方法、贮存方式、漏服药处理等交代。将处方计量单位mL换算为支数后告知取药者。必要时予以纸质交代与口头交代结合的模式。

（4）交代服药后可能出现的不良反应。

（5）交代过敏体质者慎用。

（6）交代用药期间饮食禁辛辣油腻、生冷海鲜。

（7）交代体温超过 38.5℃时，可加用解热药，也可采用支持疗法。

（8）交代合并明显细菌感染者，需要合并抗生素治疗。

（9）交代本品对6个月以下的患儿无用药经验。

（10）交代每支药开封后24小时内用完。

7. 用药监测技术

（1）用药前仔细询问或核对处方上的过敏史。监测患者是否在服药期间出现过敏反应，若出现，立即停药。

（2）出现不良反应后，及时分析与上报，填写不良反应监测表。

8. 处方点评技术

（1）点评处方书写的规范性。

（2）点评处方的适应证是否为小儿上呼吸道感染表里俱热证；药物遴选是否符合安全、有效、经济、适当原则。

（3）点评给药途径、用法用量、药物相互作用、配伍禁忌等是否符合药品说明书及相关药品标准规定。

（4）重点点评患者是否在同时服用具有清泻里热、解毒利咽功效的其他药物。是否在服药期间同时服用温补性中药。

（5）点评患者是否为非儿童。

（6）判断联合用药情况等是否合理。

9. 药物警戒技术

（1）药学人员尽可能在早期发现芩香清解口服液未知（新发）的严重不良反应和其他联合用药的相互作用，提出新信号。

（2）监测药品不良反应的动态变化和发生率，对药物的风险或效益进行定量评估和分析，及时将信息进行反馈与上报。

（二）清开灵口服液

1. 采购验收技术

（1）按照各医疗机构药事管理与药物治疗学管理委员会制定的中成药目录采购清开灵口服液。

（2）选择资质齐全、供货及时、渠道规范的药品批发企业采购药品。

（3）清开灵口服液属于急危重症常用药品，必须有完整、真实的购进验收记录。购进药品到库后，认真验收票、账（单）、货三者的相符性，做好药品质量验收记录并对药品外观进行抽样检查。购进验收记录必须保存至超过药品有效期

1年，总保存时间不得少于3年，购进验收记录的内容包括：购进日期、经销企业名称、药品名称、规格、数量、生产批号、生产单位名称、批准文号、注册商标、有效期限或使用期限、验收人及质检情况等。

（4）依据实际临床需求量及时进行采购。

（5）检查药品标签和说明书、批准文号、注册商标、有效期，拒收不规范文件和近效期药品。

2. 库存管理技术

（1）按照清开灵口服液药品说明书中规定的储存温度、湿度进行保存贮藏。清开灵口服液为液体分散体系，分散系统较为复杂，保持成分稳定性为库存管理的重点监测方向，需按照药品标准中规定的密封、置阴凉干燥处保存。采取必要的防冻、防潮、避光、通风、防火、防虫、防鼠等措施，保证药品质量。

（2）宜将清开灵口服液等急危重症口服液中成药与其他药品分开存放，且要分类存放。将过期、变质、被污染等药品放置在不合格库（区）。

（3）按照2020年版《中华人民共和国药典》中的性状项与检查项标准实施定期检查，查验贮藏环境、效期。对有效期在6个月内的药品及时进行退货处理。

（4）货柜以贮存3～7天调剂用量为宜。若大型中医医院的就诊人次较多，调剂业务繁忙，应及时不断给予补充。调剂室应派专人，逐日检查药物的供应品种及数量情况，对短缺品种及时登记，随时整理药品，补充所耗品种，以备调剂使用。

3. 处方审核技术

（1）审核处方的合法性与完整性，对于伪造或篡改的处方，拒绝调配。

（2）审核药品的名称、规格、剂量、剂型、药物组成与临床诊断的相符性。核对清开灵口服液的药名，规格为10mL每支。用量为一次20～30mL，一日2次，儿童酌减。临床诊断为外感风热时毒、火毒内盛所致的高热、上呼吸道感染、病毒性感冒、急性化脓性扁桃体炎、急性咽炎、急性气管炎。

（3）审核处方中的配伍禁忌、用法用量、剂型与给药途径。清开灵口服液的用法为口服，用量应遵循说明书。

（4）审核处方的使用注意事项、不良反应、特殊人群用药、中西药联合用药情况等是否合理。清开灵口服液与经药物代谢酶CYP3A代谢的药物联合应用时可能会发生药物相互作用，临床联合用药须谨慎。

4. 处方调配技术

（1）调配清开灵口服液时，保证被调配处方中清开灵口服液的名称、规格、数量正确，书写规范整齐。明确适应证为外感风热时毒、火毒内盛所致的高热不退、舌质红绛、苔黄、脉数者；或上呼吸道感染、病毒性感冒、急性化脓性扁桃体炎、急性咽炎、急性气管炎、高热等病症属上述证候者。

（2）准确调配处方书写的数量。将清开灵口服液的用法用量贴在包装外侧，所贴标签颜色宜与其他药品做警示区别，并且检查是否存在药品过期、破碎等不合格情况。

（3）调配完毕后，将清开灵口服液交付给复核环节人员。

5. 处方复核技术

（1）复核处方的临床诊断与说明书的一致性。

（2）复核药品名称、规格、数量与处方开具的一致性。

（3）复核药品质量是否合格，确保包装无污损、无渗漏。

（4）复核药品有效期，保证无过期药品。

6. 发药与用药交代技术

（1）在发药前，核对处方中书写的药名以及剂型、规格、数量是否正确；交代患者本药品用法为口服，用量为一次20～30mL，一日2次，儿童酌减。

（2）交代患者忌烟、酒及辛辣、生冷、油腻食物。

（3）交代患者不宜在服药期间同时服用滋补性中药。

（4）交代患者风寒感冒者不适用。久病体虚患者如出现腹泻时慎用。

（5）交代患者有高血压、心脏病、肝病、糖尿病、肾病等慢性病严重者应在医师指导下服用。

（6）交代患者若为儿童、孕妇、哺乳期妇女、年老体弱及脾虚便溏者，应在医师指导下服用。

（7）交代患者若发热体温超过38.5℃时，应去医院就诊。

（8）交代患者若服药3天症状无缓解，应去医院就诊。

（9）交代患者对本品过敏者禁用，过敏体质者慎用。

（10）交代患者本品性状发生改变时禁止使用。

（11）交代患者若为儿童，必须在成人监护下使用。

（12）交代患者将本品放在儿童不能接触的地方。

（13）交代患者如正在使用其他药品，使用本品前应咨询医师或药师，以便判断联合用药情况等是否合理。

7. 用药监测技术

（1）监测患者是否存在过敏反应。

（2）用药前仔细询问或核对处方上的过敏史。监测患者是否在服药期间出现过敏反应，若出现，立即停药。

（3）出现不良反应后，及时分析与上报，填写不良反应监测表。

8. 处方点评技术

（1）点评处方书写的规范性。

（2）点评处方适应证是否为外感风热时毒、火毒内盛所致的高热不退、烦躁不安、咽喉肿痛、舌质红绛、苔黄、脉数者；或上呼吸道感染、病毒性感冒、急性化脓性扁桃体炎、急性咽炎、急性气管炎、高热等病症属上述证候者。药物遴选是否符合安全、有效、经济、适当原则。

（3）点评给药途径、用法用量、药物相互作用、配伍禁忌等是否符合药品说明书及相关药品标准规定。

（4）点评患者是否在同时服用具有清热解毒、镇静安神功效的其他药物，是否在服药期间同时服用温补性中药。

（5）判断联合用药情况等是否合理。

9. 药物警戒技术

（1）药学人员尽可能在早期发现清开灵口服液未知（新发）的严重不良反应和其他联合用药的相互作用，提出新信号。

（2）监测药品不良反应的动态变化和发生率，对药物的风险或效益进行定量评估和分析，及时将信息进行反馈与上报。

（三）藿香正气口服液

1. 采购验收技术

（1）按照各医疗机构药事管理与药物治疗学管理委员会制定的中成药目录和最新版《中华人民共和国药典》目录采购藿香正气口服液。

（2）选择资质齐全、供货及时、渠道规范的药品批发企业采购药品。

（3）藿香正气口服液属于急危重症常用药品，必须有完整、真实的购进验收记录。购进药品到库后，认真验收票、账（单）、货三者的相符性，做好药品质量验收记录并对药品外观进行抽样检查。购进验收记录必须保存至超过药品有效期1年，总保存时间不得少于3年，购进验收记录的内容包括：购进日期、经销企业名称、药品名称、规格、数量、生产批号、生产单位名称、批准文号、注册商标、有效期限或使用期限、验收人及质检情况等。

（4）依据实际临床需求量及时进行采购。

（5）检查药品标签和说明书、批准文号、注册商标、有效期，拒收不规范文件和近效期药品。

2. 库存管理技术

（1）按照藿香正气口服液药品说明书中规定的储存温度、湿度进行保存贮藏。保持成分稳定性为库存管理的重点监测方向，需按照药品标准中规定的密封、置阴凉干燥处保存。采取必要的防冻、防潮、避光、通风、防火、防虫、防鼠等措施，保证药品质量。

（2）宜将藿香正气口服液等急危重症口服液中成药与其他药品分开存放，且要分类存放。将过期、变质、被污染等药品放置在不合格库（区）。

（3）按照2020年版《中华人民共和国药典》中的性状项与检查项标准实施定期检查，查验贮藏环境、效期。对有效期在6个月内的药品及时进行退货处理。

（4）货柜以贮存3～7天调剂用量为宜。若大型中医医院的就诊人次较多，调剂业务繁忙，应及时不断给予补充。调剂室应派专人，逐日检查药物的供应品种及数量情况，对短缺品种及时登记，随时整理药品，补充所耗品种，以备调剂使用。

3. 处方审核技术

（1）审核处方的合法性与完整性，对于伪造或篡改的处方，拒绝调配。

（2）核对藿香正气口服液药名，规格为10mL每支。用量为一次5～10mL，一日2次。临床诊断为外感风寒、内伤湿滞或夏伤暑湿所致的感冒，症见头痛昏重、胸膈痞闷、脘腹胀痛、呕吐泄泻；或胃肠型感冒见上述证候者。

（3）本品含半夏，不宜和含乌头类中药的药品使用，如云南白药含草乌，不宜联用；本品含甘草，不宜与含海藻、大戟、甘遂、芫花等的药物联合使用，如十枣汤等。本品用法为口服，用量应遵循说明书。

（4）审核处方的使用注意事项、不良反应、特殊人群用药、中西药联合用药情况等是否合理。本品不宜与甲氧氯普胺配伍，因本品能抑制胃肠平滑肌收缩，甲氧氯普胺则会加强胃窦部的吸收，呈相互拮抗作用，降低疗效。本品不宜与主要经CYP2C19酶代谢的抗精神病、抗癫痫药物及部分抗焦虑药物联用，因本品可抑制其代谢，增加其血药浓度，可能增加药物疗效，但也有可能增加不良反应。有高血压、心脏病、肝病、糖尿病、肾病等慢性病的严重者应在医师指导下服用。

（5）不宜在服药期间同时服用滋补性中药。本品含生半夏，应严格按用法用量服用，不宜过量或长期服用。

4. 处方调配技术

（1）调配藿香正气口服液时，保证被调配处方中藿香正气口服液的名称、规格、数量，书写规范整齐，明确适应证为外感风寒、内伤湿滞或夏伤暑湿所致的感冒，症见头痛昏重、胸膈痞闷、脘腹胀痛、呕吐泄泻；或胃肠型感冒见上述证候者。

（2）调配时，准确调配处方书写的数量。将藿香正气口服液的用法用量贴在包装外侧，标签颜色宜与其他药品做警示区别，并且检查是否存在药品过期、破碎等不合格情况。

（3）调配完毕后，将藿香正气口服液交付给复核环节人员。

5. 处方复核技术

（1）复核处方的临床诊断与说明书的一致性。

（2）复核药品名称、规格、数量与处方开具的一致性。

（3）复核药品质量是否合格，确保包装无污损、无渗漏。

（4）复核药品有效期，保证无过期药品。

6. 发药与用药交代技术

（1）在发药前，核对处方中书写的药名以及剂型、规格、数量是否正确。交代患者本药品用法为口服，用量为一次5～10mL，一日2次，用时摇匀。

（2）交代患者忌烟、酒及辛辣、生冷、油腻食物，饮食宜清淡。

（3）交代患者不宜在服药期间同时服用滋补性中药。

（4）交代本药对儿童、孕妇、哺乳期妇女慎用，且应有医师指导；年老体弱者应在医师指导下服用。

（5）交代患者若出现吐泻严重的情况应及时去医院就诊。

（6）交代患者本品含生半夏，应严格按用法用量服用，不宜过量或长期服用。用药后如出现说明书描述的不良反应或其他不适时应停药，症状严重者应及时去医院就诊。

（7）交代患者若服药3天症状无缓解，应去医院就诊。

（8）交代患者对本品过敏者禁用，过敏体质者慎用。

（9）交代患者本品性状如发生改变时禁止使用。

（10）交代患者若为儿童，必须在成人监护下使用。

（11）交代患者将本品放在儿童不能接触的地方。

（12）交代患者如正在使用其他药品，使用本品前应咨询医师或药师，以便判断联合用药情况等是否合理。

7. 用药监测技术

（1）监测患者是否存在过敏反应。

（2）用药前仔细询问或核对处方上的过敏史。监测患者是否在服药期间出现过敏反应，若出现，立即停药。

（3）出现不良反应后，及时分析与上报，填写不良反应监测表。

8. 处方点评技术

（1）点评处方书写的规范性。

（2）点评处方适应证是否为外感风寒、内伤湿滞或夏伤暑湿所致的感冒，症见头痛昏重、胸膈痞闷、脘腹胀痛、呕吐泄泻；或胃肠型感冒见上述证候者。药物遴选是否符合安全、有效、经济、适当原则。

（3）点评给药途径、用法用量、药物相互作用、配伍禁忌等是否符合药品说明书及相关药品标准规定。

（4）重点点评处方是否存在配伍禁忌、不合理联合用药情况。

9. 药物警戒技术

（1）药学人员尽可能在早期发现藿香正气口服液未知（新发）的严重不良反应和其他联合用药的相互作用，提出新信号。

（2）监测药品不良反应的动态变化和发生率，对药物的风险或效益进行定量评估和分析，及时将信息进行反馈与上报。

（韩永龙）

第九章 临床急危重症常用中成药调剂技术规范——片剂

片剂系指原料药物或与适宜的辅料制成的圆形或异形的片状固体制剂。片剂调剂规范适用于各级、各类医疗机构的急诊科、重症医学科等为急危重症患者提供中成药片剂调剂的药房，规定了医疗机构为临床急危重症患者提供中成药片剂调剂的工作流程、基础建设、药师职责和技术要求。

一、调剂工作流程

临床急危重症中成药调剂应符合我国相关卫生及安全等各项规定。临床急危重症片剂中成药调剂技术包括采购验收、库存管理、处方审核、处方调配、处方复核、发药与用药交代、用药监测、处方点评、药物警戒九项技术。药师应按照本文件的技术内容调剂急危重症片剂中成药：完善药品采购与验收、做好库存管理、认真审核处方、准确调配处方、仔细复核处方并进行发药交代、及时进行临床用药监测、点评处方并反馈、关注药物警戒等，详见图7。

二、重点调剂技术

（一）处方审核技术

（1）审核片剂的临床诊断与适应证相符性。

（2）审核片剂不同成分之间的联合用药与配伍禁忌。

（3）审核孕妇及哺乳期妇女等特殊人群的处方用药，避免不良事件发生。

（4）审核小儿和老年人处方用药的用法用量，避免超量使用。

（二）用药监测技术

（1）监测中成药的毒性成分与组方剂量。

（2）监测片剂的使用疗程以及用量，避免因长期治疗或超量使用而出现不良反应。

（3）监测片剂因溶出速度及生物利用度波动而引起的不良反应甚至器质性损害。

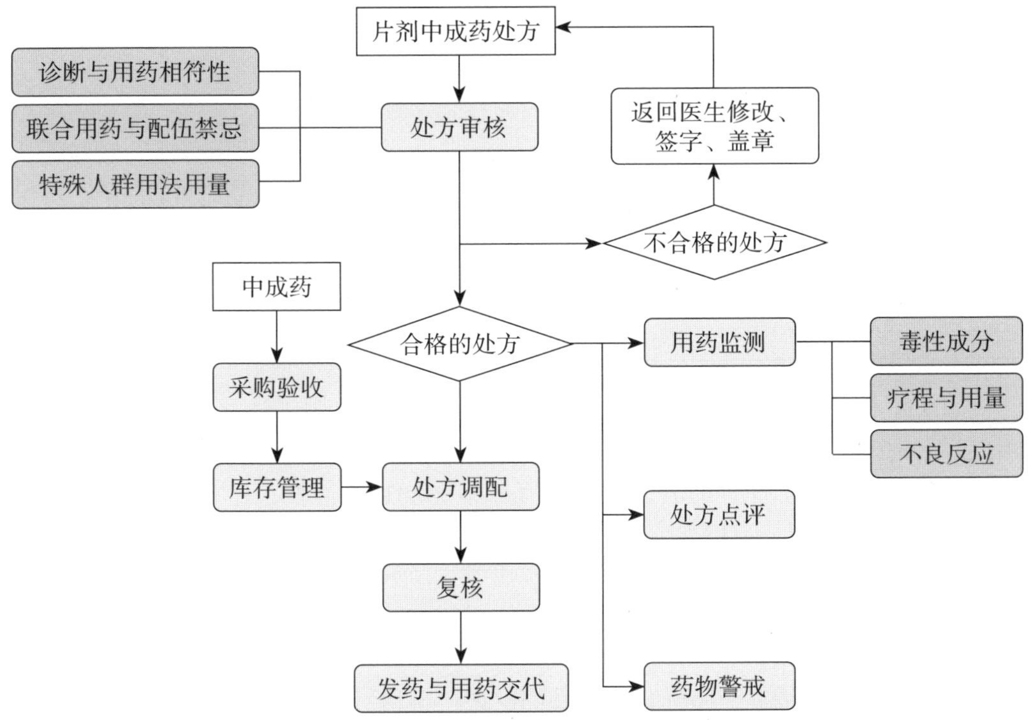

图 7 临床急危重症常用片剂中成药调剂技术规范流程图

三、代表药物示例

临床急危重症片剂中成药选取跌打七厘片、银花泌炎灵片和三拗片为示范性药物。代表性药物疗效确切、安全性高，在临床使用广泛且经过专家讨论会得到了全部专家共识，能够起到示范作用。

（一）跌打七厘片

1. 采购验收技术

（1）严格按照相关指导标准采购质量合格的跌打七厘片，从有资质的供应商采购药品，根据实际临床需求量进行采购。

（2）跌打七厘片属于急危重症常用药品，须有完整、真实的购进验收记录，购进验收记录必须保存至超过药品有效期1年，总保存时间不得少于3年。购进验收记录的内容包括：购进日期、经销企业名称、药品名称、规格、数量、生产批号、生产单位名称、批准文号、有效期限或使用期限、验收人及质检情况等。

2. 库存管理技术

（1）药品保管人员按照2020年版《中华人民共和国药典》标准中规定的密闭、防潮保存。定期检查跌打七厘片的贮藏环境是否发生变化，定期检查效期。

（2）选择资质齐全、供货及时、渠道规范的药品生产企业或药品批发企业采购药品。

（3）依据急诊抢救用药实际情况，及时按需采购。

（4）购进药品到库后，认真验收票、账（清）单、货三者的相符性，做好药品质量验收记录并对药品外观进行抽样检查，记录保存至超过药品有效期1年，总保存时间不少于3年。

（5）检查药品标签和说明书、批准文号、注册商标、有效期等，拒收药品文件不规范和近效期药品。

3. 处方审核技术

（1）审核处方的功效为活血、散瘀、消肿、止痛，用于治疗跌打损伤、外伤出血。

（2）审核跌打七厘片药名，其规格为每片重0.31g（薄膜衣片）。用法为口服，用量为一次1～3片，一日3次，可用酒送服。

（3）肝肾功能不全者、患造血系统疾病者、孕妇及哺乳期妇女禁用。

（4）备孕期妇女忌用，有出血倾向者慎用。

4. 处方调配技术

（1）保证被调配处方中跌打七厘片的名称、规格、数量正确，书写规范整齐，明确适应证为跌打损伤、外伤出血。

（2）准确调配处方书写的数量。检查是否存在药品过期、外包装不完整、污染、破损等情况。

（3）调配完毕后，将跌打七厘片交予复核环节人员。

5. 处方复核技术

（1）核对所配药品与处方药名是否为跌打七厘片。

（2）核对所配跌打七厘片的剂量是否与处方相同。

（3）核对处方中书写的药名以及剂型、规格是否正确。

6. 发药与用药交代技术

（1）核对处方中书写的药名，询问清楚患者姓名、年龄，若为住院患者，还应核对住院床号，无误后方可将药物交付给患者或其家属。

（2）交代患者或家属本药为口服药，需按照说明书或医嘱服药，一次1～3片，一日3次，可用酒送服。

（3）交代肝肾功能不全者、患造血系统疾病者、孕妇及哺乳期妇女禁用。

（4）交代患者本品含朱砂，不宜长期服用，不间断服药不宜超过3个月，间断性服药不宜超过5个月；服用本品时应定期检查血、尿中的汞离子浓度，检查肝、肾功能，如超过规定限度者立即停用；运动员慎用。

（5）交代备孕期妇女忌用，有出血倾向者慎用。

7. 用药监测技术

（1）不间断服药2个月、间断性服药3个月，需要检测血、尿中的汞离子浓度，检查肝、肾功能，如超过规定限度则立即停用。

（2）监测是否存在过敏反应。

（3）监测其他不良反应，若出现则及时停药救治，并将不良反应上报。

8. 处方点评技术

（1）点评处方适应证是否为跌打损伤、外伤出血。

（2）点评处方是否存在肝肾功能不全者、患造血系统疾病者、孕妇及哺乳期妇女使用的情况。

（3）点评处方是否存在运动员使用的情况。

（4）用量是否超过一次3片、一日3次，使用是否超过6周最大疗程。

（5）患者是否在同时服用其他含乌头类中药的药物，注意毒性药物超量问题。

9. 药物警戒技术

药学人员尽可能在早期发现跌打七厘片未知（新发）的严重不良反应和药物相互作用，监测药品不良反应的动态变化和发生率，对跌打七厘片的风险或效益进行定量评估和分析，及时将信息进行反馈与上报。

（二）银花泌炎灵片

1. 采购验收技术

（1）严格按照相关指导标准采购质量合格的银花泌炎灵片，从有资质的供应商采购药品，优先选用集中采购平台上选中的供应商，根据实际临床需求量进行采购。

（2）银花泌炎灵片属于急危重症常用药品，须有完整、真实的购进验收记录，购进验收记录必须保存至超过药品有效期1年，总保存时间不得少于3年。购进验收记录的内容包括：购进日期、经销企业名称、药品名称、规格、数量、生产批号、生产单位名称、批准文号、有效期限或使用期限、验收人及质检情况等。

2. 库存管理技术

（1）药品保管人员按照2020年版《中华人民共和国药典》标准中规定的密闭、防潮保存。定期检查银花泌炎灵片的贮藏环境是否发生变化，定期检查效期。

（2）选择资质齐全、供货及时、渠道规范的药品生产企业或药品批发企业采购药品。

（3）依据急诊抢救用药的实际情况，及时按需采购。

（4）购进药品到库后，认真验收票、账（清）单、货三者的相符性，做好药品质量验收记录并对药品外观进行抽样检查，记录保存至超过药品有效期1年，总保存时间不少于3年。

（5）检查药品标签和说明书、批准文号、注册商标、有效期等，拒收药品文件不规范和近效期药品。

3. 处方审核技术

（1）审核处方的功能主治为清热解毒、利湿通淋，诊断为急性肾盂肾炎或急性膀胱炎属下焦湿热证。

（2）核对银花泌炎灵片的药名，其规格为每片重0.5g。用法为口服，用量为一次4片，一日4次。2周为一个疗程，可连服三个疗程。

（3）孕妇禁用，哺乳期妇女慎用。

（4）脾胃虚寒者慎用。

4. 处方调配技术

（1）保证被调配处方中银花泌炎灵片的名称、规格、数量正确，书写规范整齐，明确适应证为急性肾盂肾炎、急性膀胱炎属下焦湿热证。

（2）调配时，准确调配处方书写的数量。检查是否存在药品过期的情况，外包装是否完整，有无污染、破损等情况。

（3）调配完毕后，将银花泌炎灵片交予复核环节人员。

5. 处方复核技术

（1）核对所配药品与处方药名是否为银花泌炎灵片。

（2）核对所配银花泌炎灵片的剂量是否与处方相同。

（3）核对处方中书写的药名以及剂型、规格是否正确。

6. 发药与用药交代技术

（1）核对处方中书写的药名，询问清楚患者姓名、年龄，若为住院患者，还应核对住院床号，无误后方可将药物交付给患者或其家属。

（2）交代患者或家属本药为口服药，需按照说明书或医嘱服药，一次4片，一日4次，2周为一个疗程，可连服三个疗程。

（3）交代患者孕妇禁用，哺乳期妇女慎用。

（4）交代患者用药期间饮食禁辛辣油腻、生冷海鲜。

（5）脾胃虚寒者慎用。

7. 用药监测技术

（1）监测是否存在过敏反应。

（2）监测尿常规中白细胞（WBC）及细菌数量。

（3）监测其他不良反应，若出现则及时停药救治，并将不良反应上报。

8. 处方点评技术

（1）点评处方适应证是否为急性肾盂肾炎、急性膀胱炎属下焦湿热证。

（2）点评处方是否存在孕妇、哺乳期妇女使用的情况。

（3）点评用量是否超过一次4片、一日4次，服用超过6周最大疗程。

9. 药物警戒技术

药学人员尽可能在早期发现银花泌炎灵片未知（新发）的严重不良反应和药物

相互作用，监测药品不良反应的动态变化和发生率，对银花泌炎灵片的风险或效益进行定量评估和分析，及时将信息进行反馈与上报。

（三）三拗片

1. 采购验收技术

（1）严格按照相关指导标准采购质量合格的三拗片，从有资质的供应商采购药品，根据实际临床需求量进行采购。

（2）三拗片属于急危重症常用药品，须有完整、真实的购进验收记录，购进验收记录必须保存至超过药品有效期1年，总保存时间不得少于3年。购进验收记录的内容包括：购进日期、经销企业名称、药品名称、规格、数量、生产批号、生产单位名称、批准文号、有效期限或使用期限、验收人及质检情况等。

2. 库存管理技术

（1）药品保管人员按照2020年版《中华人民共和国药典》标准中规定的密闭、置阴凉处（不超过20℃）保存。定期检查三拗片的贮藏环境是否发生变化，定期检查效期。

（2）选择资质齐全、供货及时、渠道规范的药品生产企业或药品批发企业采购药品。

（3）依据急诊抢救用药的实际情况，及时按需采购。

（4）购进药品到库后，认真验收票、账（清）单、货三者的相符性，做好药品质量验收记录并对药品外观进行抽样检查，记录保存至超过药品有效期1年，总保存时间不少于3年。

（5）检查药品标签和说明书、批准文号、注册商标、有效期等，拒收药品文件不规范和近效期药品。

3. 处方审核技术

（1）审核处方的功效为宣肺解表，临床诊断为风寒袭肺证。

（2）用法为口服，用量为一次2片，一日3次。

（3）孕妇、哺乳期妇女慎用；高血压、心脏病患者慎用。

4. 处方调配技术

（1）保证被调配处方中三拗片的名称、规格、数量正确，书写规范整齐，明确适应证为风寒袭肺证。

（2）准确调配处方书写的数量。检查是否存在药品过期的情况，外包装是否完整，有无污染、破损等情况。

（3）调配完毕后，将三拗片交予复核环节人员。

5. 处方复核技术

（1）核对所配药品与处方药名是否为三拗片。

（2）核对所配三拗片的剂量是否与处方相同。

（3）核对处方中书写的药名以及剂型、规格是否正确。

6. 发药与用药交代技术

（1）在发药前，核对处方中书写的药名，询问清楚患者姓名、年龄，若为住院患者，还应核对住院床号，无误后方可将药物交付给患者或其家属。

（2）交代患者本药品为口服药，用量为一次2片，一日3次。7天为一疗程。

（3）交代患者运动员慎用。

（4）交代患者如有联合用药情况，应注意其他药物中是否含有甘遂、大戟、海藻、芫花等药物，如存在以上药物，需询问医生或药师。

（5）交代患者服药期间饮食宜清淡，忌食辛辣油腻之品，以免助火生痰。

（6）交代患者感冒期间不宜同时服用补益类药物。

（7）交代患者孕妇、哺乳期妇女慎用，高血压、心脏病患者慎用。

7. 用药监测技术

（1）监测患者是否存在过敏反应。

（2）监测患者用药疗程。

（3）高血压患者注意监测血压情况。

（4）监测其他不良反应，若出现则及时停药救治，并将不良反应上报。

8. 处方点评技术

（1）是否存在与含有甘遂、大戟、海藻、芫花等成分的药物共用的情况。

（2）用量是否超过一次2片、一日3次。

（3）患者是否在同时服用具有宣肺解表功效的其他药物，注意是否有重复用药问题。

（4）患者是否在同时服用补益类药物。

9. 药物警戒技术

药学人员尽可能在早期发现三拗片未知（新发）的严重不良反应和药物相互作用，监测药品不良反应的动态变化和发生率，对三拗片的风险或效益进行定量评估和分析，及时将信息进行反馈与上报。

（许保海　王红丽）

第十章 临床急危重症常用中成药调剂技术规范——气雾剂

气雾剂系指将含药的乳液或混悬液与适宜的抛射剂共同装封于具有特制阀门系统的耐压容器中，使用时借助抛射剂的压力将内容物呈雾状喷出，用于肺部吸入或直接喷至腔道黏膜、皮肤及空间消毒的制剂。气雾剂调剂规范适用于各级、各类医疗机构的急诊科、重症医学科等为急危重症患者提供中成药气雾剂调剂的药房，规定了医疗机构为临床急危重症患者提供中成药气雾剂调剂的工作流程、基础建设、药师职责和技术要求。

一、调剂工作流程

临床急危重症中成药调剂应符合我国相关卫生及安全等各项规定。临床急危重症气雾剂中成药调剂技术包括采购验收、库存管理、处方审核、处方调配、处方复核、发药与用药交代、用药监测、处方点评、药物警戒九项技术。药师应按照本文件的技术内容调剂急危重症气雾剂中成药：完善药品采购与验收、做好库存管理、认真审核处方、准确调配处方、仔细复核处方并进行发药交代、及时进行临床用药监测、点评处方并反馈、关注药物警戒等，详见图8。

二、重点调剂技术

（一）发药与用药交代技术

（1）气雾剂具有速效和定位作用，给药后能直达作用部位，发药与用药交代时宜向患者详细说明处方中气雾剂的用法用量、喷涂部位、用药疗程、给药次数、给药间隔、不良反应及处理措施等内容。

（2）气雾剂大多具有较强挥发性、致冷作用，配有保险液的气雾剂在发药与用药交代时应向患者详细交代，使用时先振摇后再使用。

（3）含有酒精的气雾剂，在发药与用药交代时宜向患者详细交代气雾剂含有酒精，对酒精过敏者禁用，过敏体质慎用。气雾剂勿近明火，切勿受热，应置于

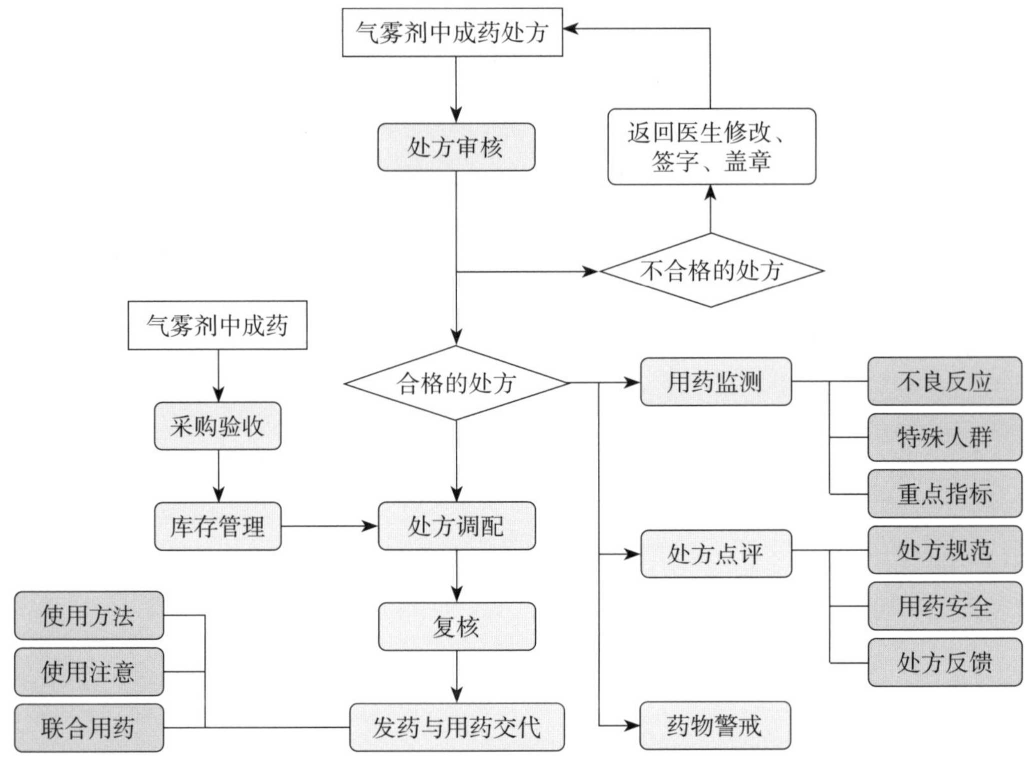

图 8 临床急危重症常用气雾剂中成药调剂技术规范流程图

阴凉处保存。

（4）若是儿童患者使用气雾剂，在发药与用药交代时宜向患者家长详细交代气雾剂必须在家长的监护下使用，用完后将本品放在儿童不能接触的地方。

（5）使用外用型气雾剂，交代使用时避开开放性伤口，皮肤受损时勿用。若使用后出现皮肤过敏症状，应立即停止使用并及时就医。

（6）气雾剂性状、气味发生改变时宜停止使用。

（7）宜根据气雾剂的具体品种，结合说明书的注意事项以及药物相互作用等信息进行详细的用药交代。

（二）用药监测技术

（1）用药前仔细询问患者或核对处方上记录的过敏史，宜加强监测气雾剂使用后出现的不良反应、过敏反应等。

（2）宜重点监测老人、儿童、皮肤过敏者等特殊人群使用气雾剂的情况，发现异常时，立即停药并且采取救治措施和加强用药监护。

（3）宜重点监测含有毒性中药的气雾剂使用，及时监测用药患者血液、尿液中有毒成分的含量及肝、肾等功能。

（4）对联合用药的情况进行重点监测，及时发现气雾剂与其他药物的相互作用，必要时采取信息化监测与人工监测同时进行。

（5）监测患者是否按照说明书使用气雾剂，监测使用气雾剂后相关症状缓解、改善情况，若出现异常情况，宜适当缩短用药时间及疗程。

（6）完善医院信息化、自动化用药监测系统，对气雾剂扩大适应证用药等进行针对性监测。

（三）处方点评技术

（1）点评中成药处方，气雾剂书写的规范性。

（2）点评中成药处方，使用气雾剂的中医适应证与诊断是否相符，药物遴选是否符合安全、有效、经济、适当原则。

（3）点评中成药处方，使用气雾剂是否存在重复用药、超剂量用药、超疗程用药的情况，是否存在中西药联用、药物相互作用情况，是否存在“十八反”“十九畏”用药。药物的使用人群、使用禁忌等是否符合药品说明书及相关药品标准规定。

（4）重点点评使用气雾剂时特殊人群（老年人、婴幼儿、孕产妇、肝肾功能不全者）用药遴选及剂量疗程等问题。

三、代表药物示例

临床急危重症气雾剂中成药选取云南白药气雾剂作为外用中成药代表，宽胸气雾剂作为内服中成药代表。

（一）云南白药气雾剂

1．采购验收技术

（1）按照国家相关规定、医疗机构药事管理与药物治疗学管理委员会制定的中成药目录、医疗机构采购流程，从国家中成药采购平台或资质齐全、供货及时、渠道规范的药品批发企业采购云南白药气雾剂。

（2）宜根据临床实际需求，及时按需采购云南白药气雾剂。

（3）云南白药气雾剂入库验收时，认真验收票、账（单）、货三者的相符性，检查云南白药气雾剂的药品名称、剂型、规格、生产单位、批准文号、生产批号、有效期等信息和资料，拒收不规范和近效期的云南白药气雾剂。

（4）对验收内容、购进日期、购进数量、供货单位、质量验收情况、验收结论、验收人员等做完整、真实的记录。购进、验收记录保存至超过云南白药气雾剂有效期1年，总保存时间不少于3年。

（5）经验收，质量合格且账物相符的云南白药气雾剂宜进行实物和电子账目入库；经验收不合格的云南白药气雾剂应停止入库，并做退货处理。

2．库存管理技术

（1）云南白药气雾剂宜放在外用气雾剂存放区，在货架上做好标识。将过期、变质、被污染等的云南白药气雾剂放置在不合格库（区）。

（2）药品保管人员按照2020年版《中华人民共和国药典》及云南白药气雾剂药品说明书中规定的储存温度（不超过20℃）、湿度（45%～75%）进行保存贮藏，定期检查贮藏环境的温湿度是否符合要求。

（3）药品保管人员定期检查云南白药气雾剂的有效期，对有效期在6个月内的药品进行及时退货。

（4）药品保管人员定期查看云南白药气雾剂是否有漏液等异常情况。

（5）药品保管人员应做好库房的养护管理，如出现异常情况，需及时进行处理。

（6）药品保管人员应及时完成云南白药气雾剂的在库数量管理，出库、退库与报损管理；定期进行库存盘点，保证账物一致。

（7）药品库房根据药房（门诊和住院）的请领单审核发放云南白药气雾剂，同时做好各个药房的申请退库与报损服务。

（8）药房（门诊和住院）根据实际需要储存云南白药气雾剂，并做好动态管理，进行及时补充。

3．处方审核技术

（1）审核处方的完整性和合法性，对于伪造或篡改的处方，应拒绝调配。

（2）宜对处方中使用云南白药气雾剂的合理性进行审核。内容包括：审核处方中中医病证名称、临床诊断与云南白药气雾剂的临床使用情况的相符性；审核处方中云南白药气雾剂的剂量与用法是否严格遵照药品说明书的剂量与用法用药；如有超适应证用药和使用疗程不当的处方，药师应向医生确认并进行二次审核；审核云南白药气雾剂的给药途径是否合理；云南白药气雾剂含有草乌（制），宜审核处方中（联合用药）是否存在作用相似的药物，是否存在重复给药的情况，是否有犀角、半夏、瓜蒌（全瓜蒌、瓜蒌皮、瓜蒌仁、天花粉）等涉及“十八反”“十九畏”的药味，是否存在有潜在临床风险的药物相互作用和配伍禁忌。

（3）医疗机构应安装前置审方系统，设置处方前置审核模式为“两审两拦截”，同时进行系统与人工审方相结合的方式，把控用药风险。

4．处方调配技术

（1）药师调配前慎读处方，谨防相似药品名称的混淆。明确急危重症中成药用药意图，防止同名异物药品误用。

（2）药师严格按照处方或医嘱调配。应对处方进行“四查十对”。检查并核对处方中的科别、姓名、年龄；检查并核对云南白药气雾剂的规格、数量、标签；检查并核对云南白药气雾剂的用法用量；检查用药合理性，核对临床诊断是否与云南白药气雾剂的适应证（跌打损伤、瘀血肿痛、肌肉酸痛及风湿疼痛）相适宜。

（3）调配时严格查看云南白药气雾剂的外观与有效期，针对包装破损、漏液等发生不合理变化的情况宜及时报损，不予调配使用。

（4）调配后，按规定在云南白药气雾剂包装外侧贴上标签，设计急危重症中成药特殊标签，与其他药品做警示区别。

（5）调配人员应在处方规定处签字或盖章，当日处方装订留存以备复查。处方至少保留1年。

（6）医疗机构根据门诊需求，考虑是否建立急危重症调配的“绿色通道”，保障云南白药气雾剂快速调剂。

5．处方复核技术

（1）应执行复核制度，复核后，药师在处方规定处签字或盖章。

（2）复核云南白药气雾剂临床诊断与说明书的一致性。

（3）复核所配云南白药气雾剂的数量、规格、用法用量是否与处方一致。

（4）复核所配云南白药气雾剂的有效期，过期药品宜停止发放。

（5）复核所配云南白药气雾剂的质量和包装的完整性，若包装污损或不完整、出现渗漏等情况宜停止发放。

6．发药与用药交代技术

（1）发药时按处方顺序将云南白药气雾剂唱付交于取药者，并交代用法用量。云南白药气雾剂为外用药，喷于伤患处，一日3～5次。若患者属于较重闭合性跌打损伤者，先喷云南白药气雾剂保险液，若剧烈疼痛仍不缓解，可间隔1～2分钟重复给药，一天使用不得超过3次。使用云南白药气雾剂保险液时先振摇，喷嘴离皮肤5～10厘米，喷射时间应限制在3～5秒钟，以防止局部冻伤。喷云南白药气雾剂保险液间隔3分钟后，再喷云南白药气雾剂。

（2）发药时宜进行用药指导，交代云南白药气雾剂的注意事项。应包括以下内容：云南白药气雾剂只限于外用，切勿喷入口、眼、鼻；使用云南白药气雾剂，出现皮肤过敏者立即停用，皮肤受损者勿用，对酒精或云南白药气雾剂过敏者禁用，过敏体质者应慎用；小儿、年老患者应在医师指导下使用，儿童必须在成人的监护下使用；使用云南白药气雾剂时勿近明火，切勿受热；云南白药气雾剂的性状、特异性香味发生改变时宜停止使用；孕妇禁用云南白药气雾剂。交代云南白药气雾剂的保管方法：每次使用完毕，盖好瓶盖，置阴凉（不超过20℃）处存放；放在远离明火的地方，不能放在温度高的地方；放在儿童不能接触的地方。必要时，可给患者纸质版的用药交代。

7．用药监测技术

（1）用药前仔细询问患者或核对处方上记录的过敏史，加强对使用云南白药气雾剂后出现的不良反应、过敏反应等进行监测。若出现不良反应，应及时分析与上报，填写不良反应监测表。

（2）重点监测老人、儿童、皮肤过敏者等特殊人群的用药情况，发现异常时，立即停药并且采取救治措施和加强用药监护。

（3）对联合用药的情况进行重点监测，及时发现云南白药气雾剂与其他药物的相互作用，必要时采取信息化监测与人工监测同时进行。

（4）完善医院信息化、自动化用药监测系统，对云南白药气雾剂扩大适应证用药等进行针对性监测。

8．处方点评技术

（1）点评中成药处方，云南白药气雾剂书写的规范性，处方前记、正文、后记的完整性。

（2）云南白药气雾剂使用时，宜点评中医诊断与适应证（跌打损伤、瘀血肿痛、肌肉酸痛及风湿疼痛）是否适宜，宜点评云南白药气雾剂遴选是否符合安全、有效、经济、适当原则。

（3）使用云南白药气雾剂时，宜点评处方中是否存在重复用药、超剂量用药、超疗程用药的问题，是否存在中西药联用与药物相互作用的问题，是否存在“十八反”“十九畏”用药情况。

（4）点评云南白药气雾剂使用人群是否为孕妇或者对酒精过敏者。

（5）对于云南白药气雾剂说明书存在不完善的内容，宜参考循证医学证据或指南进行点评。

（6）处方点评的结果宜及时进行总结，及时向相关人员进行反馈。

9．药物警戒技术

（1）早期发现云南白药气雾剂的不良反应及其药物相互作用。宜结合云南白药气雾剂的说明书内容，警戒云南白药气雾剂已知或未知（新发）的不良反应及相互作用情况。

（2）警戒云南白药气雾剂不良反应的动态变化和发生率，对云南白药气雾剂进行风险或效益定量评估和分析，及时将信息进行反馈与上报，为药品的安全、有效使用提供依据。

（3）结合循证医学证据，逐渐完善说明书中云南白药气雾剂的警戒内容，适时补充至医院处方管理系统，完善安全用药信息。

（二）宽胸气雾剂

1．采购验收技术

（1）按照国家相关规定、医疗机构药事管理与药物治疗学管理委员会制定的中成药目录、医疗机构采购流程，从国家中成药采购平台或资质齐全、供货及时、渠道规范的药品批发企业采购宽胸气雾剂。

（2）根据临床实际需求，及时按需采购宽胸气雾剂。

（3）宽胸气雾剂入库验收时，认真验收票、账（单）、货三者的相符性，检查宽胸气雾剂的药品名称、剂型、规格、生产单位、批准文号、生产批号、有效期等信息和资料，拒收不规范和近效期的宽胸气雾剂。

（4）对验收内容、购进日期、购进数量、供货单位、质量验收情况、验收结论、验收人员等做完整、真实的记录。购进、验收记录保存至超过宽胸气雾剂有效期1年，总保存时间不少于3年。

（5）经验收，质量合格且账物相符的宽胸气雾剂宜进行实物和电子账目入库；经验收不合格的宽胸气雾剂宜停止入库，并做退货处理。

2．库存管理技术

（1）宽胸气雾剂宜放在气雾剂存放区，在货架上做好标识。将过期、变质、被污染等的宽胸气雾剂放置在不合格库（区）。

（2）药品保管人员按照宽胸气雾剂药品说明书中规定的储存温度（不超过20℃）、湿度（45%～75%）、避光进行保存贮藏，定期检查贮藏环境的温湿度是否符合要求。

（3）药品保管人员定期检查宽胸气雾剂的有效期，对有效期在6个月内的药品及时进行退货。

（4）药品保管人员定期查看宽胸气雾剂是否有漏液等异常情况。

（5）药品保管人员宜做好库房的养护管理，如出现异常情况，需及时进行处理。

（6）药品保管人员应及时完成宽胸气雾剂的在库数量管理，出库、退库与报损管理；定期进行库存盘点，保证账物一致。

（7）药品库房根据药房（门诊和住院）的请领单审核发放宽胸气雾剂，同时做好各个药房的申请退库与报损服务。

（8）药房（门诊和住院）根据实际需要储存宽胸气雾剂，并做好动态管理，进行及时补充。

3．处方审核技术

（1）审核处方的完整性和合法性，对于伪造或篡改的处方，拒绝调配。

（2）审核处方中中医病证名称、临床诊断与宽胸气雾剂的临床使用情况的相符性；审核处方中宽胸气雾剂的剂量与用法是否严格遵照药品说明书的剂量与用法用药；如有超适应证用药和使用疗程不当的处方，药师应向医生确认并进行二次审核；审核宽胸气雾剂的给药途径是否合理；宽胸气雾剂含有细辛油，审核处方中是否出现有作用相似的药物，是否存在重复给药的情况，是否存在有潜在临床风险的药物相互作用和配伍禁忌。

（3）医疗机构应安装前置审方系统，设置处方前置审核模式为“两审两拦截”，同时进行系统与人工审方相结合的方式，把控用药风险。

4．处方调配技术

（1）药师调配前慎读处方，谨防相似药品名称的混淆。明确急危重症中成药用药意图，防止同名异物药品误用。

（2）药师应严格按照处方或医嘱调配。应对处方进行“四查十对”。检查并核对处方中的科别、姓名、年龄；检查并核对宽胸气雾剂的规格、数量、标签；检查并核对宽胸气雾剂的性状、用法用量；检查用药合理性，核对临床诊断是否与宽胸气雾剂的适应证（胸闷、心痛、形寒肢冷、冠心病心绞痛）相适宜。

（3）调配时，应严格查看宽胸气雾剂的外观与有效期，针对包装破损、漏液等发生不合理变化的情况应宜及时报损，不予调配使用。

（4）调配后，宜按规定在宽胸气雾剂包装外侧贴上标签，设计急危重症中成药特殊标签，与其他药品做警示区别。

（5）调配人员应在处方规定处签字或盖章，当日处方装订留存以备复查。处方至少保留1年。

（6）医疗机构根据门诊需求，考虑是否建立急危重症调配的“绿色通道”，宜保障宽胸气雾剂的快速调剂。

5．处方复核技术

（1）应执行复核制度，复核后，药师在处方规定处签字或盖章。

（2）复核宽胸气雾剂临床诊断与说明书的一致性。

（3）复核所配宽胸气雾剂的数量、规格、用法用量是否与处方一致。

（4）复核所配宽胸气雾剂的有效期，过期药品宜停止发放。

（5）复核所配宽胸气雾剂的质量和包装的完整性，若包装污损或不完整、出现渗漏等情况宜停止发放。

6．发药与用药交代技术

（1）发药时宜按处方顺序将宽胸气雾剂唱付交于取药者，并交代用法用量。宽胸气雾剂为舌下给药，冠心病心绞痛急性发作时，将瓶倒置，喷口对准舌下，一日2～3次，每次2～3喷，闭嘴2分钟，尽可能晚些饮用水。

（3）发药时宜进行用药指导，交代宽胸气雾剂的注意事项。应包括以下内容：宽胸气雾剂含细辛油，有一定毒副作用，谨遵医嘱，切勿使用过量；对酒精及对宽胸气雾剂过敏者禁用，孕妇、儿童、过敏体质者慎用；年老患者应在医师指导下使用；使用宽胸气雾剂时切勿受热，应避免撞击；宽胸气雾剂的性状、特异性香味发生改变时宜停止使用；在使用宽胸气雾剂治疗期间，若心绞痛持续发作，应及时就诊。交代宽胸气雾剂的保管方法：每次使用完毕，盖好瓶盖，避光、置阴凉（不超过20℃）处存放，不能放在温度高的地方，放在儿童不能接触的地方。必要时，可给患者纸质版的用药交代。

7．用药监测技术

（1）用药前仔细询问患者或核对处方上记录的过敏史，宜加强对使用宽胸气雾剂后出现的不良反应、过敏反应等进行监测。若出现不良反应，宜及时分析与上报，填写不良反应监测表。

（2）重点监测老年人、肝肾功能异常人群的用药情况，发现异常时，立即停药并且采取救治措施和加强用药监护。

（3）加强对宽胸气雾剂使用疗效进行及时监控，若使用后心绞痛没有得到缓解或心绞痛持续发作，要及时调整治疗方案。

（4）宽胸气雾剂含细辛等有小毒的药味，宜重点监测服药患者的肝、肾等功能。

（5）对联合用药的情况进行重点监测，及时发现宽胸气雾剂与其他药物的相互作用，必要时采取信息化监测与人工监测同时进行。

（6）完善医院信息化、自动化用药监测系统，对宽胸气雾剂扩大适应证用药等进行针对性监测。

8．处方点评技术

（1）点评中成药处方，宽胸气雾剂书写的规范性，处方前记、正文、后记的完整性。

（2）宽胸气雾剂使用时，宜点评中医诊断与适应证（胸闷、心痛、形寒肢冷、冠心病心绞痛）是否适宜，宜点评宽胸气雾剂遴选是否符合安全、有效、经济、适当原则。

（3）使用宽胸气雾剂时，宜点评处方中是否存在重复用药、超剂量用药、超疗程用药的问题，是否存在中西药联用与药物相互作用的问题，是否存在“十八反”“十九畏”用药情况。

（4）宜点评宽胸气雾剂使用人群是否为孕妇或者对酒精过敏者。

（5）对于宽胸气雾剂说明书存在不完善的内容，宜参考循证医学证据或指南进行点评。

（6）处方点评的结果宜及时进行总结，及时向相关人员进行反馈。

9．药物警戒技术

（1）早期发现宽胸气雾剂的不良反应及其药物相互作用。宜结合宽胸气雾剂的说明书内容，警戒宽胸气雾剂已知或未知（新发）的不良反应及相互作用的情况。

（2）警戒宽胸气雾剂不良反应的动态变化和发生率，对宽胸气雾剂进行风险或效益定量评估和分析，及时将信息进行反馈与上报，为药品的安全、有效使用提供依据。

（3）结合循证医学证据，逐渐完善说明书中宽胸气雾剂的警戒内容，适时补充至医院处方管理系统，完善安全用药信息。

（刘莉 李耿）

第十一章 临床急危重症常用中成药调剂技术规范——散剂

散剂系指药物或与适宜的辅料经粉碎、均匀混合制成的干燥粉末状制剂。散剂调剂规范适用于各级、各类医疗机构的急诊科、重症医学科等为急危重症患者提供中成药散剂调剂的药房，规定了医疗机构为临床急危重症患者提供中成药散剂调剂的工作流程、基础建设、药师职责和技术要求。

一、调剂工作流程

临床急危重症中成药调剂应符合我国相关卫生及安全等各项规定。临床急危重症散剂中成药调剂技术包括采购验收、库存管理、处方审核、处方调配、处方复核、发药与用药交代、用药监测、处方点评、药物警戒九项技术。药师应按照技术内容调剂急危重症散剂中成药：完善药品采购与验收、做好库存管理、认真审核处方、准确调配处方、仔细复核处方并进行发药交代、及时进行临床用药监测、点评处方并反馈、关注药物警戒等，详见图9。

二、重点调剂技术

（一）发药与用药交代技术

（1）临床急危重症常用中成药散剂的药性多峻猛，常含有大寒、有毒之品，不可过量或长期服用，中病即止。

（2）散剂多分内服和外用两种，应明确告知患者是内服还是外用。

（3）应提醒患者及医护人员若发生速发型或迟发型不良反应，应立即停药，必要时就医。

（4）散剂拆封后易吸潮，应密封保存。

（二）用药监测技术

散剂药性多峻猛，常含有大寒、有毒之品，释药速率较快，服用后应密切监测

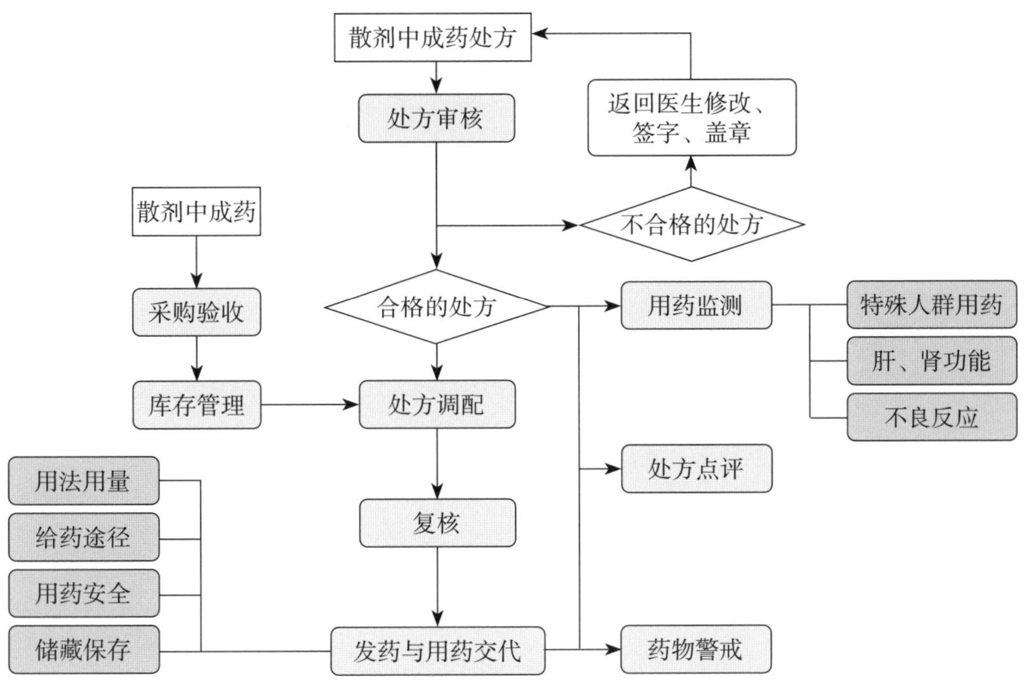

图9　临床急危重症常用散剂中成药调剂技术规范流程图

速发型或迟发型不良反应；孕妇或肝肾功能不全者，应慎用或禁用；长期使用者应定期监测肝、肾功能。

三、代表药物示例

代表性药物选取紫雪散和云南白药。代表性药物具有疗效确切、安全性高、临床使用广泛且经过专家共识的特点。

（一）紫雪散

1．采购验收技术

（1）依据医疗机构药事管理与药物治疗学管理委员会制定的中成药目录，按照2020年版《中华人民共和国药典》中的成方制剂和单位制剂目录采购紫雪散。

（2）选择资质齐全、供货及时、渠道规范的药品生产企业或药品批发企业采购药品。

（3）依据急诊抢救用药实际情况，及时按需采购。

（4）购进药品到库后，认真验收票、账（清）单、货三者的相符性，做好药品质量验收记录并对药品外观进行抽样检查，记录保存至超过药品有效期1年，总保存时间不少于3年。

（5）检查药品标签和说明书、批准文号、注册商标、有效期等，拒收药品文件不规范和近效期药品。

2．库存管理技术

（1）按照药品包装或说明书中规定的储存温度、湿度进行保存贮藏。采取必要的冷藏、防冻、防潮、避光、通风、防火、防虫、防鼠等措施，保证药品质量。

（2）将急危重症中成药与其他药品分开存放，且要分类存放。将过期、变质、被污染等药品放置在不合格库（区）。

（3）按照2020年版《中华人民共和国药典》中的性状项与检查项标准实施定期检查，查验贮藏条件、效期。医疗机构宜应用计算机系统对库存药品的有效期进行自动跟踪和控制，采取近效期预警及超过有效期自动锁定等措施，防止过期药品销售。发现过期失效药品填写“药品退库记录表”，交药库保管员与实物核对。

（4）每周检查急危重症中成药的供应品种及数量情况，及时补充登记，以备调配。

3．处方审核技术

（1）审核处方的合法性与完整性，对于伪造或篡改的处方、严重不合理用药或者用药错误的处方应拒绝调配，及时告知处方医师，并应当记录，按照有关规定报告。该药临床常用于证属毒热内攻、热邪内陷心包的病毒性感冒、病毒性肺炎、急性扁桃体炎、流行性脑脊髓膜炎、乙型脑炎等，以及中毒性痢疾、猩红热等症见高热烦躁、神昏、惊风、斑疹、吐衄等。

（2）审核用法用量为口服，一次1.5～3g，一日2次；1岁（含）以内小儿一次0.3g，1～5岁（含）小儿每增一岁，递增0.3g，一日一次；5岁以上小儿酌情服用。

（3）本品含有甘草、丁香、芒硝，审核不宜与含有甘遂、大戟、海藻、芫花、郁金、硫黄、三棱的中药共用；也不宜与含有碘化钾、溴化钾等的西药合用。

（4）本品含朱砂，审核给药时间，不宜过量久服。肝肾功能不全者慎用。按照2020年版《中华人民共和国药典》规定，朱砂用量应控制在一日0.1～0.5g，为防止过量，本品不宜与其他含有朱砂的药物共同使用。

4．处方调配技术

（1）调配前慎读处方，谨防相似药品名称的混淆。明确急危重症中成药用药意图，防止同名异物药品误用情况。

（2）调剂处方时宜依照“四查十对”规则进行。

（3）调配过程中宜查看药品性状，针对包装破损、药品颜色性状等发生变化的情况及时报损，不予调配使用。如整包装被拆分使用时，剩余药品包装盒不宜封口，应敞开摆放回原位，并保留原包装和说明书。

（4）调配后按规定粘贴标签，急危重症中成药的标签颜色宜与其他药品做警示区别。调配人员应在处方规定处签字或盖章。

5．处方复核技术

（1）复核处方的临床诊断与药品说明书的一致性。

（2）复核药品名称、规格、数量与处方开具的一致性。

（3）复核药品质量是否合格，包装应无污损、无渗漏。

（4）复核药品效期，保证无过期药品。

6．发药与用药交代技术

（1）本品为口服药，请患者按照说明书或医嘱服用。用冷开水调服。

（2）若有联合用药情况，应注意其他药物中是否含有甘遂、大戟、海藻、芫花、郁金、硫黄、三棱、溴化钾、碘化钾等，若有，应避免同时服用。

（3）本品含朱砂，不宜过量久服，中病即止。肝肾功能不全者慎用。

（4）孕妇禁用。

（5）运动员慎用。

（6）本品冲服时会有部分不溶物，请摇匀后使用。

7．用药监测技术

（1）用药过程中应重点加强患者肝肾功能监测。

（2）用药前仔细询问或核对处方上的过敏史，获知或发现不良反应后，及时分析与上报，填写不良反应监测表。

8．处方点评技术

（1）辨证用药是否合理：本品用于热入心包、热动肝风证，症见高热烦躁、神昏谵语、惊风抽搐、斑疹吐衄、尿赤便秘等。

（2）联合用药是否合理：是否存在与甘遂、大戟、海藻、芫花、郁金、硫黄、三棱等共用的情况；是否同时服用具有清热解毒、镇痉熄风、开窍定惊功效的药物；是否同时服用含有朱砂成分的药品。

（3）用法用量是否合理：使用剂量是否符合说明书规定。

9．药物警戒技术

（1）警戒急危重症中成药未知（新发）的严重不良反应和其他联合用药的相互作用，提出新信号。

（2）本品属于寒凉类药品，口服过量时容易出现腹泻等症状，若出现应立即停药，咨询医生或药师，必要时复诊。

（二）云南白药

1．采购验收技术

（1）依据医疗机构药事管理与药物治疗学管理委员会制定的中成药目录，按照2020年版《中华人民共和国药典》中的成方制剂和单位制剂目录采购云南白药。

（2）选择资质齐全、供货及时、渠道规范的药品生产企业或药品批发企业采购药品。

（3）依据急诊抢救用药实际情况，及时按需采购。

（4）购进药品到库后，认真验收票、账（清）单、货三者的相符性，做好药品质量验收记录并对药品外观进行抽样检查，记录保存至超过药品有效期1年，总保存时间不少于3年。

（5）检查药品标签和说明书、批准文号、注册商标、有效期等，拒收药品文件不规范和近效期药品。

2．库存管理技术

（1）按照药品包装或说明书中规定的储存温度、湿度进行保存贮藏。采取必要的冷藏、防冻、防潮、避光、通风、防火、防虫、防鼠等措施，保证药品质量。本品应密封，置干燥处。

（2）将急危重症中成药与其他药品分开存放，且要分类存放。将过期、变质、被污染等药品放置在不合格库（区）。

（3）按照2020年版《中华人民共和国药典》中的性状项与检查项标准实施定期检查，查验贮藏条件、效期。医疗机构宜应用计算机系统对库存药品的有效期进行自动跟踪和控制，采取近效期预警及超过有效期自动锁定等措施，防止过期药品销售。发现过期失效药品填写“药品退库记录表”，药库保管员与实物核对。

（4）每周检查急危重症中成药的供应品种及数量情况，及时补充登记，以备调配。

3．处方审核技术

（1）审核处方的合法性与完整性，对于伪造或篡改的处方、严重不合理用药或者用药错误的处方应拒绝调配，及时告知处方医师，并应当记录，按照有关规定报告。

（2）审核药品的名称、规格、剂量、剂型、药物组成与临床诊断的相符性。

（3）审核处方中的配伍禁忌、用法用量、剂型与给药途径。对于需要进行皮试以及过敏试验的急危重症常用中成药品，医师应注明过敏试验及对结果的判定。

（4）审核处方的使用注意事项、不良反应、特殊人群用药、中西药联合用药情况等是否合理。

（5）审核适用范围用于跌打损伤、瘀血肿痛、吐血、咳血、便血、痔血、崩漏下血、手术出血、疮疡肿毒及软组织挫伤、闭合性骨折、溃疡病出血，以及皮肤感染性疾病等。

（6）审核用法用量。刀、枪伤及跌打损伤的出血，无论轻重，宜用温开水送服；瘀血肿痛与未流血者用酒送服；妇科疾病，多用酒送服，但月经过多、红崩，用温水送服。毒疮初起，服0.25g，另取药粉用酒调匀敷患处，如已化脓，只需内服。其他内出血各症均可内服。口服，一次0.25～0.5g，一日4次（2～5岁按1/4剂量服用，6～12岁按1/2剂量服用）。凡遇较重的跌打损伤可先服保险子1粒，轻伤及其他病症不必服。

（7）本品含有制草乌，不宜与含有半夏、瓜蒌、瓜蒌子、瓜蒌皮、天花粉、川贝母、浙贝母、平贝母、伊贝母、湖北贝母、白蔹、白及的药物同用。

4．处方调配技术

（1）调配前慎读处方，谨防相似药品名称的混淆。明确急危重症中成药的用药意图，防止同名异物药品误用情况。

（2）调剂处方时宜依照“四查十对”规则进行。

（3）调配过程中宜查看药品性状，针对包装破损、药品颜色性状等发生变化的情况及时报损，不予调配使用。如整包装被拆分使用时，剩余药品包装盒不宜封口，应敞开摆放回原位，并保留原包装和说明书。

（4）调配后按规定粘贴标签，急危重症中成药的标签颜色宜与其他药品做警示区别。调配人员应在处方规定处签字或盖章。

5．处方复核技术

（1）复核处方的临床诊断与药品说明书的一致性。

（2）复核药品名称、规格、数量与处方开具的一致性。

（3）复核药品质量是否合格，包装无污损、无渗漏。

（4）复核药品效期，保证无过期药品。

6．发药与用药交代技术

（1）请患者按照说明书或医嘱服药。凡遇较重的跌打损伤可先服保险子1粒，轻伤及其他病症不必服。保险子应妥善保存，不可随意丢弃。

（2）交代本品含制草乌，应注意其他药物中是否含有半夏、瓜蒌、瓜蒌子、瓜蒌皮、天花粉、川贝母、浙贝母、平贝母、伊贝母、湖北贝母、白蔹、白及等中药，若有，应避免同时服用。

（3）交代不可过量或长期服用。一次用量不得超过0.5g，每日最大剂量不应超过4g。大剂量服用会出现恶心呕吐、面色苍白、四肢厥冷等反应，严重者可致急性肾功能衰竭。对本品有中毒、过敏史或伴严重心律失常者忌服。

（4）交代孕妇忌用。

（5）交代运动员慎用。

（6）交代服药期间，忌食蚕豆、鱼类和酸冷食物。

（7）交代外用前务必清洁创面。

7．用药监测技术

（1）用药前仔细询问或核对处方上的过敏史，获知或发现不良反应后，及时分析与上报，填写不良反应监测表。

（2）监测肝肾功能不全者、孕产妇、婴幼儿、老年患者等特殊人群的治疗用药情况，发现异常时，立即停药并且采取救治措施和加强用药监护。

（3）监测持续给药时间长、药物相互作用显著、存在潜在配伍禁忌的急危重症中成药。本品含有制草乌、雪上一枝蒿，用药过程中应重点加强患者肝肾功能监测。

8．处方点评技术

（1）辨证用药是否合理。本品用于跌打损伤、瘀血肿痛、吐血、咳血、便血、痔血、崩漏下血、手术出血，疮疡肿毒及软组织挫伤、闭合性骨折、溃疡病出血，以及皮肤感染性疾病。

（2）联合用药是否合理。是否存在与半夏、瓜蒌、瓜蒌子、瓜蒌皮、天花粉、川贝母、浙贝母、平贝母、伊贝母、湖北贝母、白蔹、白及等共用的情况；是否同时服用具有化瘀止血、活血止痛、解毒消肿等功效的药物；是否同时服用含有制草乌、制川乌、附子、雪上一枝蒿的药品。

（3）用法用量是否合理。使用剂量是否符合说明书规定。

9．药物警戒技术

（1）警戒急危重症中成药未知（新发）的严重不良反应和其他联合用药的相互作用，提出新信号。用药后若出现过敏反应，应立即停用，视症状轻重给予抗过敏治疗，若外用可先清洁创面。

（2）警戒急危重症中成药不良反应的动态变化和发生率，对药物的风险或效益进行定量评估和分析，及时将信息进行反馈与上报。

（黄正德　陈树和）

第十二章 临床急危重症常用中成药调剂技术规范——丸剂

丸剂系指原料药物与适宜的辅料制成的球形或类球形固体制剂。中药丸剂包括蜜丸、水蜜丸、水丸、糊丸、蜡丸、浓缩丸和滴丸等。丸剂调剂规范适用于各级、各类医疗机构的急诊科、重症医学科等为急危重症患者提供中成药丸剂调剂的药房。规定了医疗机构为临床急危重症患者提供中成药丸剂调剂的工作流程、基础建设、药师职责和技术要求。

一、调剂工作流程

临床急危重症中成药调剂应符合我国相关卫生及安全等各项规定。临床急危重症丸剂中成药调剂技术包括采购验收、库存管理、处方审核、处方调配、处方复核、发药与用药交代、用药监测、处方点评、药物警戒九项技术。药师应按照技术内容调剂急危重症丸剂中成药：完善药品采购与验收、做好库存管理、认真审核处方、准确调配处方、仔细复核处方并进行发药交代、及时进行临床用药监测、点评处方并反馈、关注药物警戒等，详见图10。

二、重点调剂技术

（一）处方审核技术

临床急危重症常用丸剂中成药的处方审核需重点关注处方的临床诊断、用法用量、联合用药、用药禁忌四方面，尤其关注其组方中的毒性药味，以说明书、指南及专家共识内容为基本，充分促进临床合理有效用药。

（二）发药与用药交代技术

（1）发药时认真核对处方前记，询问清楚并核对患者姓名、年龄、住院床号，严防错取错用而贻误病情，甚至造成严重后果。只有完全核对无误后，才能将药物给付取药者。

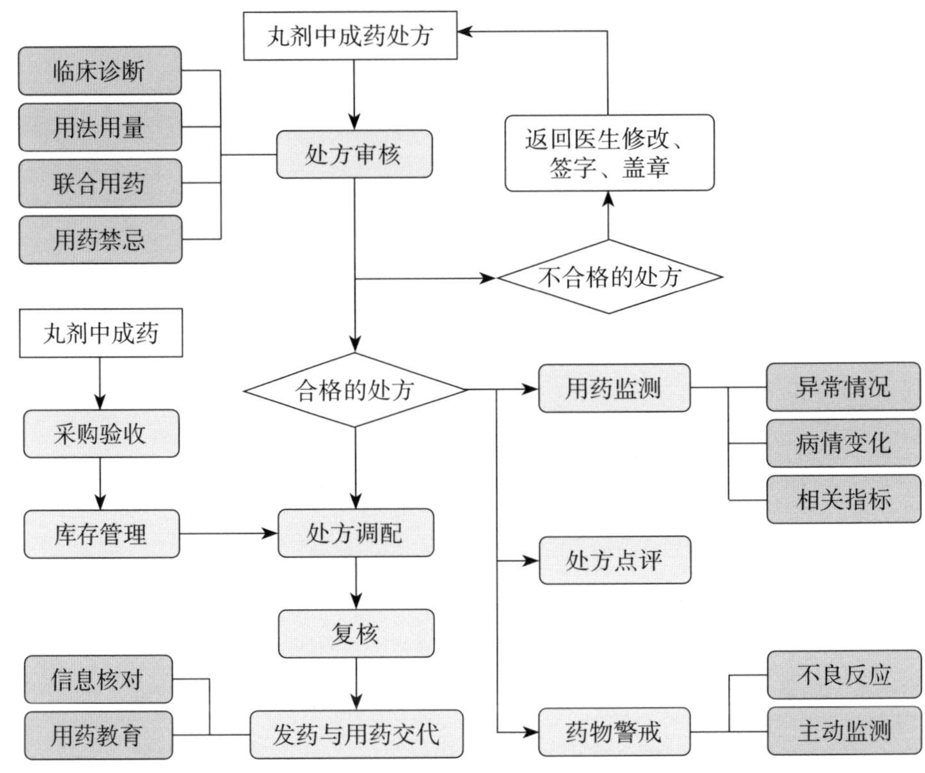

图 10　临床急危重症常用丸剂中成药调剂技术规范流程图

（2）发出药品时应按照药品说明书或医嘱向取药者进行相应的用药交代与指导，包括每种药品的用法、用量和注意事项，以及用药期间的饮食、联合用药等内容。

（三）用药监测技术

（1）发药前仔细询问或核对处方上的过敏史，若服药后出现不良反应，应及时分析与上报，填写不良反应监测表。

（2）临床急危重症常用丸剂中成药可以作为重症患者的相对长期用药剂型，使用时需重点监测特殊人群（老人、儿童、孕妇、肝肾功能异常者等）的用药情况，必要时监测服药患者血液、尿液中的有毒成分含量及肝、肾等功能。

（3）重点监测由于患者昏迷而采用鼻饲等非常规给药途径的患者用药后的反应，及时发现异常情况并按相应流程处理。

（四）药物警戒技术

（1）及时关注相关管理部门发布的临床急危重症常用丸剂中成药不良反应发生率等信息，警戒未知（新发）的严重不良反应，发现不良反应及时上报。

（2）建议通过主动监测的方式，及时发现与临床急危重症常用丸剂中成药调剂相关的警戒信号，并可对其风险或效益进行定性、定量评估和分析。监测内容为：适应证审核中的问题，剂量和疗程、疗效、安全性的相关性，具体服用方法与疗效、安全性的相关性，毒性药味、重金属成分的毒性反应，联合用药的安全性等。

三、代表药物示例

临床急危重症丸剂中成药选取化风丹、安宫牛黄丸和速效救心丸为代表性药物。代表性药物疗效确切、安全性高、临床使用广泛且已经获得专家共识。

（一）化风丹

1．采购验收技术

（1）按照医院药品目录和采购的有关规定，从正规供货渠道采购。

（2）化风丹属于急危重症常用药品，此类药宜单独制订采购计划。采购量需根据实际临床需求量制订。

（3）验收内容包括药品名称、规格、数量、生产批号、有效期、生产单位名称、批准文号、注册商标，以及药品包装、外观、合格证等。

（4）必须有完整、真实的购进验收记录，记录必须保存至超过药品有效期1年，总保存时间不得少于3年。

2．库存管理技术

（1）化风丹属于急危重症常用药品，且其处方中含雄黄、朱砂和麝香，可参考高警示药品来建立相应特殊标识。定期按照2020年版《中华人民共和国药典》要求，检查化风丹的外观、包装，确保密封，定期检查药品有效期。

（2）依据各医疗机构的临床用量和周转率等实际情况，科学设置药库、药房的库存上下限，设置库存下限自动报警或人工巡查机制，确保临床用药的连续性。合理制定药房请领计划、药库采购计划，及时补充库存。

3．处方审核技术

（1）审核化风丹的功效为息风镇痉、豁痰开窍。处方临床诊断内容应包含风痰闭阻、中风偏瘫、癫痫、面神经麻痹等相关证型、病名。

（2）审核化风丹药名；其规格为每丸重0.12g；用法为口服；用量为成人一次8～10丸，一日2～3次，18日为一疗程。

（3）审核药物相互作用。本品含有天南星、巴豆霜组分，根据“十八反”“十九畏”，不宜与含有牵牛子、川乌、草乌、附子等成分的药品共用；本品含有雄黄和朱砂组分，根据《中华人民共和国药典》规定，雄黄用量控制在一日0.05～0.1g，朱砂用量控制在一日0.1～0.5g，故不宜与其他含有朱砂、雄黄成分的药物共同使用。由于本品中含有雄黄，故不可与亚硝酸盐类、亚铁盐类、硝酸盐类及硫酸盐类药物同服；本品中含有朱砂，故不可与溴化物、碘化物等同用。

（4）审核肝肾功能不全者、患造血系统疾病者、孕妇及哺乳期妇女禁用，儿童慎用。

4．处方调配技术

（1）调配前，确认处方中化风丹的名称、规格、数量，保证书写规范。

（2）调配时，准确按处方数量调配，并且检查是否存在药品过期、破损等不合格情况。

（3）在包装外侧粘贴提示标签，重点提示正确的用法用量。

（4）调配完毕后，将化风丹交付复核人员审核。

5．处方复核技术

（1）核对所配药品名称与处方药名是否一致。

（2）核对所配化风丹药品数量是否与处方相同，核对提示标签内容是否正确。

6．发药与用药交代技术

（1）发药时核对患者姓名、年龄、住院病区及床号、药品名称，确认无误，并询问患者过敏史和孕产情况，确保患者非孕妇及对本药无过敏史后，方可将药物给付取药者。

（2）依据处方告知取药者本药的给药途径、药物剂量、给药频次，并告知取药者注意本药的疗程为18天。

（3）交代本品含巴豆霜，大便次数增加属正常现象，严重腹泻者可询问医师。如有联合用药情况，应注意其他药物处方中是否含有牵牛子、川乌、草乌、附子、朱砂、雄黄等药物，如存在以上药物，需询问医生或药师。

（4）交代儿童慎用本品，故使用时应严格遵循处方中的用法用量。

（5）交代患者用药期间饮食禁辛辣油腻、生冷海鲜。

（6）交代患者用药后如遇病情加重、过敏等特殊情况，应及时向医生或药师求助，必要时停药。

7．用药监测技术

（1）加强临床监测或回访观察患者用药后反应，判断疗效及是否存在过敏反应、毒性反应等。如发现不良反应，及时停药及救治，并上报不良反应。

（2）建议定期监测血、尿中汞、砷离子浓度，检查肝、肾功能。

8．处方点评技术

（1）点评处方诊断是否包含风痰闭阻、中风偏瘫、癫痫、面神经麻痹等证型或病名。

（2）点评处方是否并用其他治疗风痰闭阻、中风偏瘫、癫痫、面神经麻痹、口眼歪斜的药物，是否存在与牵牛子、川乌、草乌、附子等共用的情况，是否同时使用含有朱砂、雄黄成分的其他药品，是否与亚硝酸盐类、亚铁盐类、硝酸盐类及硫酸盐类药物同用。

（3）点评用量是否超过一次8～10丸、一日2～3次，一疗程用药时间是否超过18天。

（4）点评患者是否存在肝肾功能不全、造血系统疾病等禁忌证，是否为孕妇及哺乳期妇女等禁忌人群。

9．药物警戒技术

（1）尽可能在早期发现化风丹未知（新发）的严重不良反应和药物相互作用，及时将信息反馈临床并采取相应救治措施，及时上报药品不良反应，充分挖掘药物警戒信号。

（2）可根据实际情况开展主动监测，对化风丹的风险或效益进行定性、定量评估和分析。

（二）安宫牛黄丸

1．采购验收技术

（1）按照医院药品目录和采购的有关规定，从正规供货渠道采购。

（2）安宫牛黄丸属于急危重症常用药品，此类药宜单独制订采购计划。采购量需根据实际临床需求量制订。

（3）验收内容包括药品名称、规格、数量、生产批号、有效期、生产单位名称、批准文号、注册商标，以及药品包装、外观、合格证等。

（4）必须有完整、真实的购进验收记录，记录必须保存至超过药品有效期1年，总保存时间不得少于3年。

2．库存管理技术

（1）安宫牛黄丸属于急危重症常用药品，且其处方中含雄黄、朱砂和麝香，可参考高警示药品来建立相应特殊标识。定期检查安宫牛黄丸的外观、包装，确保密封，定期检查药品有效期。

（2）依据各医疗机构临床用量和周转率等实际情况，科学设置药库、药房的库存上下限，设置库存下限自动报警或人工巡查机制，确保临床用药的连续性。合理制定药房请领计划、药库采购计划，及时补充库存。

3．处方审核技术

（1）审核处方诊断：安宫牛黄丸的功效为清热解毒、镇惊开窍。处方临床诊断内容应包含热病邪入心包、中风昏迷及脑炎、脑膜炎、中毒性脑病、脑出血、败血症等相关病名、证型。注意本品为热闭神昏所设，处方中若为寒闭神昏则不得予以调配。根据《安宫牛黄丸急重症临床应用专家共识》《新型冠状病毒肺炎诊疗方案（试行第十版）》，安宫牛黄丸可用于原发脑病（缺血性脑卒中、出血性脑卒中、脑炎）、继发脑病（缺血缺氧性脑病、肺性脑病、肝性脑病、创伤后脑病）、重症疾病（重症感染、高胆红素血症、急性酒精中毒、帕金森综合征、糖尿病昏迷、急性有机磷农药中毒、肿瘤晚期）、COVID–19等疾病，应根据各医疗机构具体要求判定是否合理及予以调配。

（2）审核安宫牛黄丸药名，其规格为每丸重3g，用法为口服，用量为一次1丸，一日1次；小儿3岁以内一次1/4丸，4～6岁一次1/2丸，一日1次。根据《安宫牛黄丸急重症临床应用专家共识》《新型冠状病毒肺炎中药合理使用专家共识（第一版）》《新型冠状病毒感染诊疗方案（试行第十版）》，临床使用中根据患者不同病情可采用鼻饲、灌肠等方法，用量也可根据不同病情进行调整：如急性脑卒中患者早期（3～7天内）一次1丸、一日3次，或一次3丸、一日1次；复苏后综合征Glasgow评分达3分者，用量可为每日3～6丸；新型冠状病毒感染重型、危重型出现高热的患者，每次0.5丸，每日2～4次。各医疗机构可根据本机构具体情况判定用量是否合理再予以调配。

（3）审核药物相互作用。本品含有郁金，根据“十八反”“十九畏”规定，不宜与含有丁香成分的药物共用；本品含有雄黄和朱砂组分，根据《中华人民共和国药典》规定，雄黄用量控制在一日0.05～0.1g，朱砂用量控制在一日0.1～0.5g，故不宜与含有朱砂、雄黄的药物共用。此外，由于安宫牛黄丸中含有雄黄，故不可与亚硝酸盐类、亚铁盐类、硝酸盐类及硫酸盐类药物同服；本品中含有朱砂，故不可与溴化物、碘化物等同用。

（4）审核禁忌证：寒闭神昏者及孕妇禁用，肝肾功能不全者及运动员慎用。

4．处方调配技术

（1）调配前，确认处方中安宫牛黄丸的名称、规格、数量。

（2）认真阅读处方中安宫牛黄丸的名称、剂型、规格、数量、用法用量。区别于安宫降压丸、安宫止血丸、珍黄安宫片等名称相近的药品，区别丸剂、片剂、散剂、胶囊剂和栓剂等同名不同剂型的药品，区别3g、1.5g不同规格与每盒1丸、2丸不同包装的药品。

（3）调配时，准确按处方数量调配，并且检查是否存在药品过期、蜡封破损等不合格情况。

（4）在包装外侧粘贴使用提示标签，重点提示正确的用法用量。

（5）调配完毕后，将安宫牛黄丸交付复核人员审核。

5．处方复核技术

（1）核对所配药品名称与处方药名是否一致，核对所配剂型为丸剂。

（2）核对所配安宫牛黄丸药品数量是否与处方相同，核对提示标签内容是否正确。

6．发药与用药交代技术

（1）在发药前，核对患者姓名、年龄、住院病区及床号，同时核对药品名称，确认无误，并询问患者过敏史和孕产情况，确保患者非孕妇及对本药无过敏史后，方可将药物给付取药者。

（2）依据处方告知取药者本药的给药途径、药物剂量、给药频次。

（3）交代患者服用前应除去蜡皮、塑料球壳及玻璃纸，不可整丸吞服。

（4）交代患者服药后正常的身体反应，达到退热、开窍促醒和止抽搐的用药目的就应停药，中病即止。

（5）交代如有联合用药情况，应注意其他药物处方中是否含有丁香、朱砂、雄黄等药物，如存在以上药物，需询问医生或药师。

（6）交代患者服药期间饮食宜清淡，忌食辛辣油腻之品，以免助火生痰。

（7）交代患者服药后若无效或出现肢寒畏冷、面色苍白、冷汗不止、脉微欲绝等症状，应立即停药并及时就医。

（8）交代患者用药期间若血、尿中汞、砷离子浓度以及肝、肾功能超过正常值上线，或出现病情加重、过敏反应及其他异常情况，应及时向医生或药师求助，必要时停药。

7．用药监测技术

（1）监测临床观察或回访观察患者用药后反应，判断疗效及是否存在过敏反应、毒性反应。如发现不良反应，及时停药及救治，并上报不良反应。临床应用原则为“中病即止”，达到退热、开窍促醒和止抽搐的用药目的就应停药。

（2）定期监测血、尿中汞、砷离子浓度及肝、肾功能。

8．处方点评技术

（1）点评处方诊断是否包含热病、邪入心包、中风昏迷及脑炎、脑膜炎、中毒性脑病、脑出血、败血症等证型或病名。超说明书诊断需根据相关专家共识及各医疗机构具体要求进行点评。

（2）点评处方是否存在与丁香共用的情况，是否同时使用含有朱砂、雄黄成分的其他药品，是否与亚硝酸盐类、亚铁盐类、硝酸盐类及硫酸盐类药物同用。

（3）点评用量是否超过一次1丸、一日1次，小儿3岁以内是否超过一次1/4丸，4～6岁是否超过一次1/2丸、一日1次，用药疗程是否过长。超说明书用法用量需根据相关专家共识及各医疗机构具体要求进行点评。

（4）点评患者是否为寒闭神昏者及孕妇等禁忌人群。

9．药物警戒技术

（1）尽可能在早期发现安宫牛黄丸未知（新发）的严重不良反应和药物相互作用，及时将信息反馈临床并采取相应救治措施，及时上报药品不良反应，充分挖掘药物警戒信号。

（2）可根据实际情况开展主动监测，对安宫牛黄丸的风险或效益进行定性、定量评估和分析。

（三）速效救心丸

1．采购验收技术

（1）按照医院药品目录和采购的有关规定，从正规供货渠道采购。

（2）速效救心丸属于急危重症常用药品，此类药宜单独制订采购计划。采购量需根据实际临床需求量制订。

（3）验收内容包括药品名称、规格、数量、生产批号、有效期、生产单位名称、批准文号、注册商标，以及药品包装、外观、合格证等。

（4）必须有完整、真实的购进验收记录，记录必须保存至超过药品有效期1年，总保存时间不得少于3年。

2．库存管理技术

（1）速效救心丸属于急危重症常用药品，可建立相应特殊标识。定期检查速效救心丸的外观、包装，确保密封，定期检查药品有效期。

（2）依据各医疗机构临床用量和周转率等实际情况，科学设置药库、药房的库存上下限，设置库存下限自动报警或人工巡查机制，确保临床用药的连续性。合理制定药房请领计划、药库采购计划，及时补充库存。

3．处方审核技术

（1）审核速效救心丸的功效为行气活血、祛瘀止痛，增加冠脉血流量、缓解心绞痛。处方的临床诊断内容应包含气滞血瘀型冠心病、心绞痛等相关病名、证型。寒凝血瘀、阴虚血瘀型胸痹不宜单用。

（2）核对速效救心丸的药名，其规格为每粒重40mg。用法为含服，一次4～6丸，一日3次；急性发作时，一次10～15丸。

（3）审核孕妇禁用，有过敏史者慎用，伴有中、重度心力衰竭的心肌缺血者慎用。

4．处方调配技术

（1）调配前，确认处方中速效救心丸的名称、规格、数量。

（2）调配时，准确按处方数量调配，并且检查是否存在药品过期、破损等不合格情况。

（3）在包装外侧粘贴使用提示标签，重点提示正确的用法用量。

（4）调配完毕后，将速效救心丸交付复核人员审核。

5．处方复核技术

（1）核对所配药品名称与处方药名是否一致。

（2）核对所配速效救心丸药品数量是否与处方相同，核对提示标签内容是否正确。

6．发药与用药交代技术

（1）在发药前，核对患者姓名、年龄、住院病区及床号，同时核对药品名称，确认无误，并询问患者过敏史和孕产情况，确保患者非孕妇及对本药无过敏史。

（2）询问患者是否告知医生其他过敏史，是否患有或伴有中、重度心力衰竭的心肌缺血，如告知，可发药；如未告知，应在医生确认可以使用本药后，方可发药。

（3）依据处方告知取药者本药的给药途径、药物剂量、给药频次，并告知取药者，患者急性发作时，一次可服用10～15丸。

（4）交代患者用药期间饮食禁辛辣油腻、生冷海鲜。

7．用药监测技术

（1）监测临床观察或回访观察患者用药后的反应，判断疗效及是否存在过敏反应等。如发现不良反应，及时停药及救治，并上报不良反应。

（2）监测观察用药后反应，遇病情加重、过敏及其他异常情况，应及时向医生或药师求助，必要时停药。

8．处方点评技术

（1）点评处方诊断是否包含气滞血瘀型冠心病、心绞痛。

（2）点评处方是否并用其他治疗气滞血瘀型冠心病、心绞痛的药物。

（3）点评用量是否超过一次4～6丸、一日3次，急性发作时一次10～15丸。

（4）点评患者是否为孕妇以及哺乳期妇女，寒凝血瘀、阴虚血瘀型胸痹，有过敏史或伴有中、重度心力衰竭的心肌缺血等禁忌人群。

9．药物警戒技术

（1）尽可能在早期发现速效救心丸未知（新发）的严重不良反应和药物相互作用，及时将信息反馈临床并采取相应救治措施，及时上报药品不良反应，充分挖掘药物警戒信号。

（2）可根据实际情况开展主动监测，对速效救心丸的风险或效益进行定性、定量评估和分析。

（陶丝雨　李培红）

参考文献

［1］全国人民代表大会．中华人民共和国药品管理法［EB/OL］．［2019-08-26］．http://www.npc.gov.cn/npc/c2/c30834/201908/t20190826_300489.shtml.

［2］中华人民共和国中央人民政府．中华人民共和国药品管理法实施条例［EB/OL］．［2002-08-02］．http://www.gov.cn/banshi/2005-08/02/content_19275.htm.

［3］中华人民共和国国家卫生健康委员会．卫生部国家中医药管理局总后勤部卫生部关于印发《医疗机构药事管理规定》的通知［EB/OL］．［2011-03-30］．http://www.nhc.gov.cn/wjw/gfxwj/201304/0149ba1f66bd483995bb0ea51a354 de1.shtml.

［4］中华人民共和国国家卫生健康委员会．处方管理办法［EB/OL］．［2018-08-30］．http://www.nhc.gov.cn/fzs/s3576/201808/d71d4735f6c842158d2757fbaa553b80.shtml.

［5］国家中医药管理局．关于印发中成药临床应用指导原则的通知［EB/OL］．［2010-06-30］．http://www.natcm.gov.cn/yizhengsi/gongzuodongtai/2018-03-24/3071.html.

［6］中华人民共和国国家卫生健康委员会．药品不良反应报告和监测管理办法［EB/OL］．［2004-03-04］．http://www.nhc.gov.cn/wjw/bmgz/200804/8fd34a2690c04eeeb266856bf364931e.shtml.

［7］中华人民共和国国家卫生健康委员会．关于印发《医院处方点评管理规范（试行）》的通知［EB/OL］．［2013-06-05］．http://www.nhc.gov.cn/wjw/ywfw/201306/094ebc83dddc47b5a4a63ebde7224615.shtml.

［8］中华人民共和国国家卫生健康委员会．关于印发医疗机构处方审核规范的通知［EB/OL］．［2018-07-10］．http://www.nhc.gov.cn/yzygj/s7659/201807/de5c7c9116b547af819f825b53741173.shtml.

［9］中华人民共和国国家卫生健康委员会．关于进一步加强中药注射剂生产和临床使用管理的通知［EB/OL］．［2009-01-21］．http://www.nhc.gov.cn/wjw/gfxwj/201304/1b6b913ef85a447bb7e83728d0aed087.shtml.

［10］王景文．云南白药膏治疗皮肤损伤的临床应用研究进展［J］．药物评价研究，2014，37（4）：375-380.

［11］刘晓宁，王晓梅，宋海霞．云南白药的临床应用现状［J］．中国中医急症，2009，18（9）：1504-1505.

［12］陈超，钟文，邝翠琼．通心络胶囊辅助治疗稳定型心绞痛临床疗效及对内皮细胞功能的影响［J］．临床合理用药杂志，2019，12（31）：53-54.

［13］白金娟，田龙，张红利．通心络胶囊治疗急性脑梗死患者的临床价值分析［J］．四川解剖学杂志，2019，27（03）：68-69.

［14］王海玲．连花清瘟颗粒治疗呼吸道感染的疗效与安全性研究［J］．北方药学，2018，15（05）：159.

［15］王常林，刘芳．连花清瘟颗粒治疗肺炎的临床效果评价［J］．临床医药文献电子杂志，2018，5（18）：89-90.

[16] 施丽霞，陈深，周瑾，等. 连花清瘟制剂69例不良反应报告分析［J］. 海峡药学，2020，32（12）：263–265.

[17] 叶祖光，张广平，高云航. 连花清瘟方药理研究进展［J］. 中国实验方剂学杂志，2020，26（22）：181–185.

[18] 杜赢. 连花清瘟颗粒治疗儿童呼吸道感染临床疗效［J］. 包头医学院学报，2016，32（01）：59–61.

[19] 陈爱东. 连花清瘟颗粒治疗感冒的疗效观察［J］. 临床合理用药杂志，2015，8（23）：69.

[20] 肖璐，马妍，孙飞，等. 心律失常治疗新进展：中医整合调律［J］. 中华中医药杂志，2015，30（11）：3856–3860.

[21] 郑蕊，陈静，樊官伟，等. 潜在恶性心律失常治疗进展及中医药防治特点与前景［J］. 中医杂志，2015，56（18）：1615–1618.

[22] 刁元堂，曾媛媛，袁丽宜，等. 稳心颗粒辅助治疗不稳定型心绞痛疗效和安全性的Meta分析［J］. 中国药房，2018，29（22）：3158–3165.

[23] 王金彩，石太新. 芩香清解口服液联合利巴韦林治疗儿童上呼吸道感染的临床研究［J］. 现代药物与临床，2019，34（02）：370–373.

[24] 田耕，王晶，康利红，等. 清开灵口服液治疗甲型H1N1流感疗效观察［J］. 中国中医药信息杂志，2011，18（06）：81–112.

[25] 何维英，高荣梅，李兴琼，等. 10种中成药体外抗流感病毒活性研究［J］. 药学学报，2010，45（03）：395–398.

[26] 黄娟萍，和芳，白音夫，等. 芩香清解口服液药效学研究［J］. 中国医院用药评价与分析，2017，17（08）：1078–1082.

[27] 黄娟萍，和芳，白音夫，等. 芩香清解口服液的急性毒性和长期毒性研究［J］. 中国医院用药评价与分析，2017，17（07）：934–937.

[28] 胡思源，马融，陈馨雨，等. 芩香清解口服液治疗小儿急性上呼吸道感染表里俱热证的多中心Ⅲ期临床研究［J］. 中国新药杂志，2017，26（10）：1152–1156.

[29] 赵庆军，黄丽，杨乐，等. 清开灵口服液对内毒素血症模型小鼠心肌炎症因子基因表达及自由基代谢的影响［J］. 国际中医中药杂志，2017，39（07）：606–610.

[30] 周雪梦，陆春妮，亓文宝，等. 清开灵和双黄连口服液体内抗禽流感病毒作用［J］. 中草药，2011，42（07）：1351–1356.

[31] 李井锋，马融，胡思源，等. 芩香清解口服液治疗小儿急性上呼吸道感染表里俱热证的多中心临床研究［J］. 中华中医药杂志，2015，30（10）：3794–3796.

[32] 唐志芳，梅全喜. 临床常用西药与中药的配伍禁忌［J］. 中国药师，2016，19（10）：1946–1949.

[33] 万红. 新型冠状病毒肺炎治疗药物与精神科药物的相互作用［J］. 中国药业，2020，29（06）：32–37.

[34] 沈长青，景艳凤. 消化系中成药与西药的配伍禁忌［J］. 中国实用医药，2011，6（15）：141–142.

[35] 杨鑫宝，刘建勋. 近10年中药与药物代谢酶相互作用的研究进展［J］. 中国中药杂志，2012，37（07）：871–877.

[36] 胡芳，赵立杰，郭军英. 三拗片辅助治疗急慢性支气管炎的临床疗效及安全性分析

[J]. 山西医药杂志，2015，44（23）：2777-2778.
[37] 陈光哲，张二峰. 左氧氟沙星胶囊联合银花泌炎灵片在急性膀胱炎治疗中的有效性与安全性分析[J]. 北方药学，2019，16（07）：37-38.
[38] 张文婷，苗润培，赵启菡. 银花泌炎灵片治疗尿路感染临床与基础研究[J]. 中国中药杂志，2019，44（11）：2403-2410.
[39] 李艳莉. 三拗片辅助治疗小儿急性支气管炎的临床观察[J]. 儿科药学杂志，2018，24（11）：22-25.
[40] 孙锦，谢雁鸣，刘峘，等. 真实世界银花泌炎灵片用药人群临床特征[J]. 中国中药杂志，2018，43（16）：3391-3396.
[41] 马利国. 三拗片治疗急性支气管炎的疗效及安全性分析[J]. 北方药学，2018，15（06）：159-160.
[42] 付中帅. 三拗片治疗感染后咳嗽（风寒袭肺证）的疗效和安全性随机对照研究[D]. 郑州：河南中医药大学，2017.
[43] 国家药典委员会. 中华人民共和国药典临床用药须知（中药成方制剂卷）2015年版[M]. 北京：中国医药科技出版社，2017：225.
[44] 刘建. 三拗片辅助治疗急慢性支气管炎的临床疗效及安全性分析[J]. 现代中西医结合杂志，2012，21（34）：3796-3798.
[45] 张福君，刘晓芳. 银花泌炎灵片治疗湿热下注型慢性前列腺炎的临床观察[J]. 临床医药实践，2010，19（10）：599-600.
[46] 李学林，崔瑛，曹俊岭. 实用临床中药学[M]. 北京：人民卫生出版社，2013：305-306.
[47] 张冰. 临床中药学科服务手册：常用中药合理用药实践2[M]. 北京：人民卫生出版社，2017：157.
[48] 张冰. 临床中药学科服务手册：常用中药合理用药实践3[M]. 北京：人民卫生出版社，2017：212.
[49] 张冰. 临床中药学科服务手册：常用中药合理用药实践4[M]. 北京：人民卫生出版社，2017：94.
[50] 丁立，洪醒华. 中药气雾剂产品的现状与前景[J]. 中国中西医结合杂志，2007，27（10）：957-958.
[51] 宋丁发，曹金良，柯秋菊. 等，宽胸气雾剂缓解冠心病心绞痛临床观察及对心电图改善的影响[J]. 中华中医药学刊，2019（10）：2519-2522.
[52] 刘玲玲，周婷婷，刘威. 宽胸气雾剂与硝酸甘油对治疗冠心病心绞痛发作的临床疗效及安全性分析[J]. 中西医结合心血管病电子杂志，2019，7（25）：19+21.
[53] 张广平，谢华宁. 宽胸气雾剂治疗心脏X综合征65例临床疗效观察[J]. 中西医结合心脑血管病杂志，2018，16（23）：3561-3563.
[54] 刘年安. 宽胸气雾剂缓解冠心病心绞痛临床价值研究[J]. 心血管病防治知识（学术版），2015（09）：55-57.
[55] 方金燕，王弋. 宽胸气雾剂对急诊冠心病心绞痛患者心电图改善的临床观察[J]. 中西医结合心脑血管病杂志，2015，13（2）：223-224.
[56] 石浩强. 云南白药过敏体质慎用[J]. 江苏卫生保健，2018（07）：32.

［57］邓栋. 云南白药气雾剂联合手法治疗急性踝关节扭伤51例［J］. 光明中医，2016，31（12）：1737-1738.

［58］张海杰. 云南白药气雾剂的临床应用与不良反应［J］. 现代医药卫生，2013，29（01）：57+59.

［59］赵卫莉，李金枝. 云南白药气雾剂治疗压疮临床观察及护理［J］. 中国现代药物应用，2012，6（14）：106-107.

［60］黄新香，黄海奎，何龙先，等. 云南白药气雾剂治疗冠心病介入术后术肢血肿的护理［J］. 世界最新医学信息文摘（电子版），2018（55）：244-245.

［61］陈弘. 云南白药气雾剂治疗急性软组织损伤的临床研究［J］. 海峡药学，2013（3）：98-99.

［62］黎敏，吕蓓，黄秀嫦，等. 云南白药气雾剂外用治疗静脉炎疗效观察［J］. 当代护士：学术版，2004（5）：11-12.

［63］王春华，钱文茹，邬淑雁，等. 云南白药气雾剂预防甘露醇致静脉炎56例［J］. 中国老年学杂志，2012，32（11）：2406-2407.

［64］戴廷涛. 云南白药气雾剂治疗肋软骨炎疗效观察［J］. 中国药师，2007，10（9）：939-940.

［65］吕邵娃，武印奇，李永吉，等. 凉开三宝之紫雪“方”与“剂”的历史沿革［J］. 中国实验方剂学杂志，2020，26（12）：213-214.

［66］梁伟，陈玉静，陈文强，等. 孔伯华临证运用紫雪丹规律探析［J］. 中国中医急症，2019，28（07）：1232-1234+1237.

［67］宋麦芬，陈腾飞. 吴鞠通应用紫雪丹救治急重症经验探析［J］. 北京中医药，2017，36（04）：343-344.

［68］刘晓宁，王晓梅，宋海霞. 云南白药的临床应用现状［J］. 中国中医急症，2009，18（9）：1504.

［69］林士珊，曹博，柏林博. 云南白药治疗上消化道出血的临床效果观察［J］. 中医临床研究，2019，11（11）：46-49.

［70］何勇. 京万红软膏联合云南白药外敷治疗压疮的临床疗效［J］. 临床合理用药杂志，2018，11（30）：64-65.

［71］张梦，樊光辉，张宜，等. 云南白药在创伤中的新应用［J］. 中国药房，2014，25（23）：2194-2196.

［72］李长英，雷招宝. 云南白药致不良反应/不良事件38例文献分析［J］. 中国药房，2013，24（40）：3817-3819.

［73］刘超. 正确看待云南白药不良反应促进其合理应用［J］. 药品评价，2019，16（13）：56-58.

［74］张园，魏玲，宋玉，等. 基于“毒损脑络”病机的廖氏化风丹组方特点分析［J］. 中国中医急症，2020，09：1606-1610.

［75］刘颖. 史云廖氏化风丹［J］. 文化月刊，2015（16）：80-83.

［76］方邦江，于学忠，郭力恒，等. 安宫牛黄丸急重症临床应用专家共识［J］. 中国急救医学，2019，08：726-730.

［77］黄坡，郭玉红，赵京霞，等. 安宫牛黄丸的临床研究进展［J］. 中国中医急症，

2018，02：361-364+376.

[78] 梁伟，陈腾飞，刘清泉．论安宫牛黄丸在重症救治中的应用［J］．中国中医急症，2019，03：483-486.

[79] 杨亮，徐娟，李佳．新型冠状病毒肺炎中药合理使用专家共识（第一版）［J］．北京中医药，2020，07：657-664.

[80] 国家卫生健康委办公厅，国家中医药管理局办公室．新型冠状病毒肺炎重型、危重型病例诊疗方案（试行第二版）［J］．中国病毒病杂志，2020，10（03）：161-163.

[81] 中华人民共和国国家卫生健康委员会办公厅，中华人民共和国国家中医药管理局综合司．新型冠状病毒感染诊疗方案（试行第十版）［J］．中国医药，2023，18（2）：161-166.

[82] 王琦，谷晓红，刘清泉．新型冠状病毒肺炎中医诊疗手册［M］．北京：中国中医药出版社，2020：19-20.

[83] 徐强，张联标，陈斌，等．速效救心丸短期治疗冠心病心绞痛的临床价值［J］．深圳中西医结合杂志，2019，29（09）：32-34.

[84] 李淑红．速效救心丸治疗急性冠状动脉综合征的效果探讨［J］．当代医药论丛，2019，17（05）：150-151.

[85] 冯可清．对比速效救心丸与丹参滴丸治疗冠心病伴心绞痛患者的安全性［J］．中国继续医学教育，2018，10（11）：139-140.

[86] 姜丽．速效救心丸治疗急性冠脉综合征疗效及安全性分析［J］．中外医学研究，2013，11（08）：131.

[87] 申建权，刘盛冬，雷长国．速效救心丸治疗急性冠脉综合征疗效及安全性分析［J］．中国实验方剂学杂志，2011，17（11）：265-266.

[88] 申建权，刘盛冬，雷长国．速效救心丸治疗急性冠脉综合征疗效及安全性分析［J］．中国实验方剂学杂志，2011，17（11）：265-266.

[89] 翟华强，郑虎占，黄晖．实用中药临床调剂技术［M］．北京：人民卫生出版社，2011.

[90] 翟华强，王燕平，翟胜利．实用中药调剂学手册［M］．北京：中国中医药出版社，2016.

[91] 翟华强，王燕平，翟胜利．国医大师金世元中药调剂学讲稿［M］．北京：人民卫生出版社，2016.

[92] 翟华强，王燕平，林丽开．全国高等中医药院校“十三五”创新教材［M］——中药调剂学．北京：中国中医药出版社，2017.

[93] 翟华强，王燕平，翟胜利．国医大师金世元中药成药学讲稿［M］．北京：人民卫生出版社，2018.

[94] 翟华强，安冬青，王燕平．全国高等中医药院校“十三五”创新教材——中医药学概论［M］．北京：中国中医药出版社，2019.

[95] 翟华强，王燕平，张华敏．“十三五”国家重点图书 国医大师文丛——金世元学术思想与用药经验［M］．北京：人民卫生出版社，2019.